全国中等中医药教育规划教材

中医学概要

（供中医护理、中药专业用）

主编　秦智义
编者　（按姓氏笔画排列）
权觉武　宋传荣　高玉兰
主审　傅贞亮

中国中医药出版社
北　京

图书在版编目（CIP）数据

中医学概要/秦智义主编.—北京：中国中医药出版社，2002.8（2004.7重印）
全国中等中医药教育规划教材
ISBN 978-7-80156-349-1

Ⅰ.中… Ⅱ.秦… Ⅲ.中国医药学-专业学校-教材 Ⅳ.R2

中国版本图书馆CIP数据核字（2002）第033609号

中国中医药出版社出版

发行者：中国中医药出版社
（北京经济技术开发区科创十三街31号院二区8号楼 传真：64405721 邮码：100176）
印刷者：廊坊市佳艺印务有限公司印刷
经销者：新华书店总店北京发行所
开 本：787×1092毫米 16开
字 数：203千字
印 张：8.25
版 次：2002年8月第1版
印 次：2024年7月第12次印刷
书 号：ISBN 978-7-80156-349-1
定 价：38.00元
如有质量问题，请与出版社发行部调换（010 644405510）
HTTP://WWW.CPTCM.COM

中等中医药教材建设指导委员会

医疗类专业编审委员会

护理类专业编审委员会

前　言

为适应全国中等中医药教育发展的需要，根据教育部和国家中医药管理局组织制订的中等中医药专业目录和各专业教学计划，在国家中医药管理局指导下，由全国中医药职业技术教育学会组织编写了全国中等中医药教育规划教材。本次编写出版的教材有《中医基础学》《中药学》《方剂学》《人体解剖生理学》《药理学》《诊断学基础》《中医内科学》《外科学》《中医妇科学》《儿科学》《针灸学》《推拿学》《针灸推拿学》《中医伤科学》《内科学》《中医基础护理学》《内科护理学》《外科护理学》《妇科护理学》《儿科护理学》《常见急症处理》《中医学概要》《卫生防疫概论》《常用护理技术》等中医类专业主干课程教材共24门。

本次教材是在国家中医药管理局1988年统一组织编写出版的中等中医药教材基础上重新编写的全国中等中医药教育规划教材。进入21世纪，我国职业教育有较大的发展，人才培养模式、教学内容和课程体系的改革不断深入。为适应新形势的需要，本套教材编写出版遵循了坚持以市场为导向，岗位需要为前提，综合职业能力为基础，强化专业目标，淡化学科意识，突出职业教育特点等基本编写原则，根据中等中医药人才培养目标的要求，在教材编写形式和内容方面都有了较大的改进，在教材编写的组织管理、质量评价和出版发行上亦体现了改革意识，引入了竞争机制。为了保证本套教材的质量，国家中医药管理局科技教育司和全国中医药职业技术教育学会多次召开有关教材编写出版的会议，认真学习了教育部《关于制定中等职业学校教学计划的原则意见》等文件，制定下发了《中等中医药教育教材建设的指导性原则》《中等中医药专业教材编写基本原则》《中等中医药教育教材建设管理暂行办法》《中等中医药教材出版基本原则意见》等相关文件，成立了各专业教材编审委员会和教材建设办公室，加强了对教材编写出版的组织与管理，力求提高本套教材质量，更好地为中等中医药教育和中医药人才培养服务。

鉴于本次教材编写从组织管理、运行机制到编写要求与内容都进行了较大改革，因此，存在不足之处在所难免，希望中等中医药教育战线的教育工作者和广大读者在使用过程中，提出宝贵意见，以利再版修订时日臻完善。

全国中医药职业技术教育学会

2002年4月27日

编写说明

本教材是国家中医药管理局科技教育司和全国中医药职业技术教育学会共同组织编写的。它既是学习中医的入门课程，又是中医护理及中药专业课程体系中的主干课程。

本书是由绪论、三大学说、三大技能三个部分组成。其中，绪论部分介绍了中医学发展概况、学科特点和学科体系，并侧重论述了中医思维；三大学说是指阴阳五行学说、脏象经络学说和病因病机学说，即本书的第一、二、三章，这些都是侧重于理解、认识、分析、掌握的基本知识，是中医的基础理论；三大技能是指四诊技能、辨证技能和养生与防治技能，即本书的第四、五、六章，这些都是侧重于运用、体会、实践、操作的基本技能，也是三大学说在技能领域的进一步综合应用。学习、领会和掌握《中医学概要》中这三大部分的基本内容、基本精神和基本技能，是中医护理及中药专业最基本的要求。

本教材是以1994年出版的普通高等教育中医药类规划教材《中医基础理论》和《中医诊断学》为蓝本进行编写的。在充分保证中等中医护理及中药专业需要的前提下，既注意保持中医理论的系统性和完整性，又力求简明扼要，结构准确，内容实用，通俗易懂，并能反映中医学术发展的新成就，体现教材的先进性和实用性，符合学术价值和教育价值两个方面的要求，达到有利于教学和应用的目的，为培养造就具有实践技能和创新意识、能够适应职业变化和继续学习的新一代中医护理及中药工作者，奠定良好的中医专业理论基础，提供确切的保证。

因教材篇幅所限，在保证重点突出的原则下，对绪论部分和每章、节的概说内容，都作了较为系统的整理和归纳，使其成为连接全书的中介和纽带，体现中医学的特点，实现中医理论的完整性和系统性。这些希望能在使用过程中予以适当重视。

本教材的绪论和第一章阴阳五行由陕西省中医学校秦智义同志编写，第二章脏象经络由河南焦作市中医药学校高玉兰同志编写，第三章病因病机、第五章辨证和第六章养生与防治原则由山东省中医药学校宋传荣同志编写，第四章诊法由陕西省中医学校权觉武同志编写。在编写过程中，蒙陕西渭南师范学院心理学副教授杨岗同志提出了许多有益的建议，并参与了中医思维部分的编写工作，使本教材从教育科学的角度，突出了职业教育的特点和中医基础教育的重点，特致谢意。

限于编者水平，如有错误之处，敬祈指正。

编　者

2002年3月

目 录

绪论

中医学是在中国产生，经过数千年的发展而形成的一门具有独特理论体系，并有丰富的养生和诊疗手段的传统医学。是中国人民长期同疾病作斗争的极为丰富的经验总结，是中华民族优秀文化的组成部分和重要象征，为中国人民的保健事业和中华民族的繁衍昌盛作出了巨大的贡献，其思想和成就已逐步融入现代人类文化之中，成为当代世界医学体系的一个重要组成部分。

一、中国医药学是一个伟大的宝库

（一）中国医药学的形成与发展及其在历史上的重大成就

中国医药学历史悠久，它是我国各族人民在生产、生活及同疾病斗争实践中的经验总结，其形成和发展过程，大约经历了五个阶段。

先秦、秦、汉时期，为中医理论体系的形成和确立阶段

该时期的代表著作，现存的主要有四部，即《黄帝内经》《难经》《伤寒杂病论》《神农本草经》，这四部著作的问世，使中医在人体的结构、生理、病因、病机、诊法、辨证、治则、治法、方剂和中药等各个领域，都形成了相对完整的理论体系，为后世中医学的发展奠定了基础。

晋、隋、唐时期，为中医药学的全面发展和兴盛阶段

该时期中国社会经济文化发达，生产力高度发展，丰富的医疗实践使中医理论体系得到了极大的充实和系统发展。如晋代皇甫谧的《针灸甲乙经》和王叔和的《脉经》，隋代巢元方的《诸病源候论》，唐代孙思邈的《千金要方》和《千金翼方》等。其著作理论扎实系统，知识全面丰富，各自从不同的方面进行整理和提高，使该时期成为中医药发展史上最重要的阶段。

宋、金、元时期，为中医学术的争鸣和创新阶段

该时期的医家们在前代的理论和实践的基础上，结合自己的经验体会，提出了许多独特的见解。在各抒己见、百家争鸣的气氛中，使中医理论产生了突破性的进展。其中最有代表性的是刘完素（河间）、李杲（东垣）、张从正（子和）和朱震亨（丹溪）的学术观点争论，后人尊之为金元四大家。

明清时期，为中医理论的充实和学科分化阶段

该时期的医家在集古代中医理论大成的基础上，结合临床经验和哲学研究成果，经过反复探讨，提出了许多创见。如"命门学说"的提出和温病学说的产生，特别是清代叶天士、

吴鞠通等温病学家，创立了“卫、气、营、血”和“三焦”的辨证论治方法，把外感温热病从一般外感病中分化出来，对发展中医理论有着重大的意义。

近代和现代，为中医学理论的整理和提高阶段

近代医家，一方面是继续收集和整理前人的学术成果，另一方面，在西方医学大量传入的过程中，从中西医论争，逐步发展到中西医汇通，然后走向中西医结合的道路。在整理前人的成果方面，如曹炳章主编的《中国医学大成》（1936 年），是集古今中医大成的巨著。提倡中西医汇通的张锡纯，所著《医学衷中参西录》（1924 年），具有很高的临床价值。

1956 年以来，国家大力提倡中西医结合，继而倡导用现代科学的多学科知识研究中医，重视宏观发展与微观发展的辩证统一，走自己的独特道路，从实际出发，探索中医学中的定性定量标准，规范中医理论。运用现代科学的控制论、信息论、系统论、模糊数学、创造工程、地球生物学、生物钟学、生物全息律等学科知识，逐步揭示中医理论的“整体观念”、“辨证论治”、“君之官”、“精气神”及各个重要学说的具体内涵，使中医学既保持其本身理论体系，又具有严谨的科学依据。为形成现代化的医学体系，实现中医药理论的大突破，广大医药卫生工作者所作的不懈努力已被世界医家密切关注。

中国医药学以其悠久的历史、独特的理论体系、卓越的临床经验和科学的思维方法，历来为世人所关注。在 3000 多年前商代的甲骨文中，就有关于疾病和医药卫生的记载，在周代就有食医、疾医、疡医、兽医四个医学分科。我国系统的古典医学文献《黄帝内经》（据《汉书·艺文志》记载还有《外经》等医籍共计 9 种），成书于两千多年前的战国时期，其中许多内容大大超越了当时的世界医学水平，其中广泛使用古思维，而且哲学和医学紧密结合，采用古黑箱研究法，这种方法和超前的思维境界，至今尚未达到被人们广泛接受的程度。1800 年前，我国第一部药物学专著《神农本草经》问世，书中记述的黄连治痢、常山截疟、麻黄治喘、海藻治瘿瘤、水银治疥疮等，是世界药物学史上的最早记载。公元 2 世纪时，华佗提倡模仿动物动作的体育疗法——“五禽戏”，他是第一个提出体育保健作为防病措施的医家。公元 659 年，唐代官修药物文献《新修本草》，不仅是中国历史上第一部由国家颁行的药典，也是世界上最早的国家药典。明代著名医家李时珍著的《本草纲目》，不仅丰富了我国药物学的内容，而且奠定了植物学的基础，对动物、矿物、天文、地理、化学等学科的发展，也有推动作用。东汉医家张仲景，以六经论外感，以脏腑辨内伤杂病，从而确立了理、法、方、药的中医辨证论治体系，奠定了临床医学的基础。明清时期，温病学派的形成，又完善了中医对外感病的论治方法。近 30 多年来，中西医药工作者，在运用现代科学方法研究中医基础理论的同时，在临床医学中已取得了巨大成就。如中西医结合治疗急腹症、乙型脑炎、出血热、大面积烧伤，青蒿素治疗疟疾，小夹板固定治疗骨折，针拨套出术治疗白内障等，这些都显示了中医药学的强大威力，显示了中国医药学在解除人民的疾病痛苦和预防保健工作中作出的巨大贡献。

（二）中国医药学对世界医学发展的重大贡献

中国医药学通过对外交流，对世界医学的发展作出了重大贡献，表现在预防接种、药物及制药化学、法医学、外科学、针灸学、脉学、医学教育等众多领域之中。

人痘接种始于明代隆庆年间（1567—1572 年）的宁国府太平县（今安徽太平县），用于预防天花。17 世纪，我国的种痘术不但推行全国并传到海外，俄国、土耳其和北欧一些国家纷纷派医生来我国学习。在 1796 年英国医生琴纳发明牛痘接种法以前，均应用推广我国

的人痘接种法。所以，我国人痘接种法是世界医学免疫学的先驱。

药物及制药化学的发展对世界药物学的发展产生了重大影响。在秦汉时期医家利用“升丹”“炼汞”方法制造化学药物的基础上，晋代葛洪总结的炼丹技术，应用升华、蒸馏等制药方法，使国外许多炼丹家受到了很大的启发。李时珍的《本草纲目》，17世纪初就传到日本，先后被译为朝鲜、日、德、法、英、俄、拉丁等多种文字，广泛流传于国外，被誉为“东方医药巨典”。苏联把李时珍列为世界伟大的科学家之一，足见其影响之大。

在汉唐积累的法医知识和检验方法的基础上，宋代宋慈撰写的《洗冤集录》（1274年）在法医方面的许多记述，具有很高的学术价值，该书不仅是我国历史上最早的一部系统的司法检验专书，也是世界上最早的法医学名著，比欧洲最早的法医学著作还早350多年，先后被译为朝鲜、日本、俄、英、德、法、荷兰等国文字，流传于国际间。

东汉末年杰出的医家——华佗，素为世人所敬慕，他的最大成就之一则是首先使用麻沸散进行全身麻醉，施行剖腹等手术，是世界医学史上最早的外科手术记录。另如《太平御览》和《吴越备史》中记载的用珠、木睛代眼，证明世界上安装假眼技术以我国最早。

针灸学和脉学是中医学的重要特色，大约在公元10世纪以前就传入阿拉伯。在医事制度和医学教育方面，公元701年，日本就采用唐制，并规定医学生必修《素问》《黄帝针经》《明堂脉诀》《针灸甲乙经》《新修本草》等书。中医学对日本医学的发展有很大影响。

中医药学对外交流的同时，也吸收了一些外国的医学知识，在一定程度上也丰富了中医学的内容。目前，国际上对于传统的中医学产生了浓厚的兴趣，中医、针灸、中药学术交流极为广泛，现来我国学自然科学的留学生中，学中医的占第一位，在这崇尚科学的信息年代里，中国医药学将为全人类的卫生保健事业再创辉煌业绩。

二、中医理论体系中的唯物辩证观

恩格斯在《自然辩证法》中指出：“不管自然科学家们采取什么样的态度，他们总还是得受哲学的支配。”属于自然科学的中国医药学，诞生在实验科学尚不发达的中国古代，且受着古代唯物论和辩证法思想的深刻影响，必然带着很强的跨界学科特点。所以，要学习中医基础理论，首先要明确中医理论中的唯物辩证观点，弄懂中医所包含的哲学内容，以及中医学在其形成发展过程中，与当时流行的哲学的关系。做到这一点，才能深刻理解中医学的本质和特点。

（一）唯物论

中医学在古代创建的时候，曾直接地大量地利用了当时的哲学成果。认为世界是物质的，人是物质之一，是万物之灵，人的生命活动无不以物质为基础。“人与天地相参”的观点，从本质上提示了对人的认识。这种唯物主义的认识论和方法论，贯穿在中医理论体系的各个环节中。这里仅从阴阳、五行，精、气、形、神等基本概念中，列举几点，予以扼要阐述。

1. 气是构成人体和推动人体生命活动的基本物质

古代哲学家认为，物质性的“气”是世界的本原，中医学全部学说都是建立在气化的理论之上的。在认为气是构成世界本原的同时，由气的运动不息和变化不止引起了世界的运动变化，深入到天地之精气乃化为人的人体生命学说。古人云：“人以天地之气生，四时之法成。”“烦气为虫，精气为人”。这就是说，中医学所研究的人体是以精气作为基本物质基础的。

精气是对人体有用的气，是生命活动的动力，人体的五脏、六腑、形体、官窍，必须在气的推动下才能产生生理功能。所以，人体生命活动的基本物质是精气。

2. 阴阳五行学说是世界物质关系的高度概括

阴阳学说是在“气”的基础上建立起来的。气是构成世界的元初物质。整个气分为阴气和阳气两大类，阴气浊重，降而凝集成为有形大地，阳气清轻，升而化散成为无形太虚，天地阴阳之气，随着春夏秋冬交替变换，发生上下升降的交感作用，产生了种类繁多的万事万物。所以，《内经》说：“夫四时阴阳者，万物之根本也。”肯定了一切事物都产生于阴阳二气的作用。万物皆由阴阳二气所构成的基本观点，是阴阳学说存在的物质基础。推广到一切领域，天地、日月、水火、昼夜等，就是阴阳。用于人体中，则具有滋润、营养作用的物质属阴，具有生发、保护作用的物质属阳等等。用阴阳二气所代表的物质关系形成的阴阳学说，是中医理论体系中最基本的理论工具。

物质世界的关系是错综复杂的，仅用阴阳两大系统来研究其相互关系尚欠不足，于是就用人们生活中最常用的五种基本物质木、火、土、金、水关系形成五行学说。五行学说就是根据这五种常用的基本物质的特性，归纳世界上的万事万物，以这五种基本物质的关系，说明万事万物的关系。在人体就是以五脏为主体，研究脏腑、组织、官窍、情志等方面的相互关系。这种朴素的系统论的认识方法，是从长期的对客观事物的观察和实践中总结出来的，是有物质基础的。

3. 形神合一的观点是精神与物质关系的具体体现

形神学说是中医理论的一个重要组成部分，它是在唯物主义自然观的基础上形成的。形，即形体。神，广义是指人体生命活动的外在表现，包括生理性和病理性外露的征象。形神的关系，实际上就是物质和精神的关系，形体是第一性的，精神是第二性的。形是体，是本，神是生命活动及功能，有形体才能有生命，有生命才能产生生理功能和精神活动，而人的形体脏腑，又必须依靠摄取自然界一定的物质才能生存，所以，《内经》说：“血气者，人之神”，“神者，水谷之精气也。”这说明生命活动表现的神是由脏腑化生的气血为物质基础的。同时，人体脏腑组织的功能活动，以及气血的运行，又必须受神的主宰。这种形神依附不可分割的关系，称之为“形与神俱”。形乃神之宅，神乃形之主，形神统一，是生命活动的保证。

（二）辩证观

中医学不仅认为一切事物都有着共同的物质根源，而且还认为一切事物都不是一成不变的，各个事物不是孤立的，他们之间是相互关联、相互制约的。所以说中医学不仅包含着唯物观点，而且还包含着丰富的辩证观点。这种辩证的思维方法，突出地表现在对人体生理、病理的认识和对疾病的分析、治疗等各个方面，这里仅就中医对病因和邪正关系的认识及治疗方法的选择等几个方面，予以概括论述。

1. 辨证求因是中医学特有的认识病因的方法

所谓病因，就是指引起疾病的原因，又称为致病因素，包括六淫、疠气、七情、饮食、劳逸等。中医学探求病因的方法有两种，一是详细询问发病的经过及其有关情况，推断其病因；二是以病证的临床表现为依据，进行综合分析，推求病因，叫作“辨证求因”。在中医病因学中辨证求因比询问探求病因更为重要，且应用比较广泛。

辨证求因是从整体观念出发，根据病人的临床表现，辩证地分析、归纳、推理而作出的结论，与实际感受的病邪有时并不统一，而恰恰这一点，又是中医病因学说的核心。譬如自然界的风具有善行、主动的特点，临床上就把全身关节游走疼痛的病因，概括为风邪入侵，把手足震颤、口眼歪邪、半身不遂的病因，概括为内风。分别用疏散外风和平息内风的方法治疗，均可取得满意效果。这种在辩证观点指导下的整体性分析病因的方法，体现了中医学术的又一特点。

以辩证的观点认识病因，中医病因学中的不少内容，在病因与非病因之间具有相对性。如病因中的风、寒、暑、湿、燥、火六淫，喜、怒、忧、思、悲、恐、惊七情，在正常情况下分别是自然界正常的气候，人体的正常情志反应，并不导致人体发病。然而，在异常的情况下，就会变成致病因素使人患病。饮食、劳逸等因素均与此相同。这就是中医病因学说中“水能载舟，亦能覆舟”的又一辩证观点。

2. 正气与邪气在发病中的地位和作用是辩证的

正气，是指人体的生理机能和对外界环境的适应能力、抗邪能力和康复能力。邪气，泛指各种致病因素。中医学认为，正气与邪气在疾病发生、发展、变化过程中的关系是辩证的，其中，正气不足是发病的内在根据，邪气是发病的重要条件，即所谓“邪之所凑，其气必虚”，“风雨寒热，不得虚，邪不能独伤人”，强调了正气在发病中的主导作用。这里十分可贵的认识是仅有外邪入侵，人体不一定致病，因为人体正气有抵御外邪的能力，这种能力能维持人体不断保持阴阳平衡。当外邪侵入人体后，正气将起而斗争，如果正气战胜邪气，则不会发病，或由疾病转入康复。只有在正气不足，不能抗御邪气，而被邪气击败时，才会发生疾病。这是正邪在发病中的一般辩证关系。

另外，邪气在一定的条件下，也起着决定性的作用。中医学重视正气，并不排除邪气对疾病发生的重要作用。邪气是发病的条件，在一定的条件下，甚至可以起主导作用。如高压电流击伤、高温烧伤、冻伤、化学毒剂中毒、外伤等。又如，在某些疫疠之气流行期间，“无论老少强弱，触之即病”的传染病发生过程，足以说明邪气在发病中起的主导作用。

正气和邪气都是可变动的因素，在不同的具体条件下，正气或邪气方面在发病中都可分别起着主导作用。并且，均不能忽视对方在疾病发生与发展过程中的影响，这就是正气与邪气在发病中的地位和作用的辩证观点。

3. 辩证观点指导下的中医治疗学灵活多样

中医治疗学在辩证观点的指导下形成的“辨证论治”理论体系，对于开拓中医治疗方法和治疗途径，起到了很大的作用，主要体现在以下几个方面：

（1）标本缓急：所谓疾病的标本，反映了疾病的本质和现象、原因与结果、原生与派生等几个方面的矛盾关系。中医学在“标本缓急”理论中，正是运用了辩证法的基本观点，处理根本矛盾、主要矛盾和次要矛盾的关系。提出“治病求本”是基本原则，但在治病求本的原则基础上，根据不同的病情，可以“急则治标”，也可以“标本同治”。采取“急则治标”的原则，目的还是防止由根本矛盾所派生的其他矛盾产生激化和发展，为“治病求本”创造条件，最后达到“治病必求于本”的目的。

（2）正治反治：正治，是指逆疾病的临床表现性质而治的常用治疗法则。反治，是顺从疾病外在表现的假象性质而治的一种治则。正治与反治，是从所采用的药物的寒凉性质、补泻效用与疾病的本质、现象之间的逆从关系而提出的两种治法，但归根到底还是治病求本的原则。正治中的寒者热之、热者寒之、虚者补之、实者泻之是药物的性能针对疾病的本质属性，而反治中的“热因热用”、“寒因寒用”、“塞因塞用”、“通因通用”是药物的性能顺从疾病的现象，而这种现象往往是假象，与疾病本质正好相反，实际上反治法还是针对疾病本质而治疗的。所以，正治与反治，都是从辩证的观点出发，分析疾病的属性，抓住疾病的本质而进行辨证论治的方法。

（3）异法方宜：疾病的种类和病人的条件是复杂多样的。同一种疾病，由于地域、气候、季节、生活、环境、职业、体质等不同，治法就应有所区别。治疗疾病既要考虑矛盾的普遍性，又要善于认识矛盾的特殊性，要具体问题具体分析。如《医门法律·申明内经法律》指出：“凡治病不察五方风气，衣食居处各不同，一概施治，药不中窍，医之过也”。中医“异法方宜”的治疗原则，确实蕴含着把事物的一般性和特殊性结合起来的辩证法思想。

（4）病治异同：所谓病治异同，包括“同病异治”和“异病同治”两个方面。同病异治，是同一疾病，可因人、因时、因地的不同，或病情的发展、病机的变化，采用不同的治法。异病同治，是指不同的疾病，在其发展过程中，出现了相同的病机，可以采用相同的治法。无论是同病异治，还是异病同治，都是抓住了疾病的主要病机，遵照“必伏其所主，而先其所因”的原则。中医学从运动的观点，从疾病相互联系的观点出发，既注重疾病的全过程，又注重疾病发展的阶段性的认识方法，正是辩证观点的体现。

三、中医思维

思维是人的一种心理活动，心理活动是每个人都时刻经历着的，例如，医生在接待病人时，通过眼睛看，耳朵听（或借助听诊器），手触摸脉搏或疼痛部位，就产生了对病人的感觉。感觉是对病人个别属性的反映，在感觉的基础上，通过询问和全面检查，就产生了对整体性的反映，称为知觉。如果要知道病人患的是什么病，仅凭感觉和知觉的直接观察是不够的，还要结合尽可能得到的资料，运用医学知识和经验进行思索，才能作出诊断。这种从表面现象深入到事物本质，掌握事物规律的思考活动，叫作思维。所以思维是人们运用概念，以判断、推理等形式，能动地、概括地反映客观事物的过程。

中医思维，是指以中医为内容的思维，或者说是中医专业思维。本书主要介绍中医领域内形成共识的、群体的中医学科对于生命、疾病、诊治、预防的认识和具体的思维内容及思维方式。

科学是理论和方法的结合，科学史上的重大发现，常常是方法上突破的结果，因此，在当前研究中医学的认识论（唯物辩证观）和方法论（中医思维），对于加速中医工作者本身素质的提高和促进中医现代化有着十分重要的价值。

（一）中医思维的内容

中医思维的内容，是指中医思维的具体的概念、术语、角度、认知、思想等，通俗地讲，就是中医工作者，在中医医疗活动中，看什么、想什么、看成什么、看出什么、想到什么等心理活动范围。中医思维的内容主要有：

1. 宏观的角度

中医产生在中国古代，中医家们为了弄清人体结构、生理功能和病理变化，对宇宙间的一切事物进行了广泛的观察，并将这些观察结果和人体密切结合起来，形成了“天人合一”的观点。《灵枢·本神》谓：“天之在我者德也，地之在我者气也，德流气薄而生者也。”《素问·生气通天论》说："夫自古通天者，生之本，本于阴阳。天地之间，六合之内，其气九州、九窍、五脏、十二节，皆通乎天气。"人以天地之气生，四时之法成。人生活在自然之中，是自然界的物质之一，其组织结构和生命活动的规律无不与自然界保持统一，这种援天言人的宏观的全方位的研究方法，使中医工作的思维领域高度地开阔，并成为中医思维的一个重要内容。

2. 哲学的把握

中医学在研究人体的组织结构、生理功能和病理变化时，运用并丰富了中国古代的哲学思维。其中阴阳五行学说是构建中医思维的主体和框架。阴阳学说总是从事物对立统一的双方关系认识客观规律的，《素问·阴阳应象大论》说："阴阳者，血气之男女也。"在人群中男人为阳，女人为阴；在人体中气为阳，血为阴。推而广之，则腑为阳，脏为阴，外为阳，内为阴，上为阳，下为阴等。因此在中医思维过程中，看到气就会想到血，看到脏就会想到腑。再进一步联想，看到肾阴不足，就想到肾阳偏亢，或因阴损及阳而致的肾阳亦虚等等。五行学说总是按五大系统的生克制化关系来认识事物客观规律的。《素问·六微旨大论》说："亢则害，承乃制，制则生化。"人体以五脏为中心的五大系统，若一脏过亢（或不足），必然按生克乘侮的规律发生整体性的变化。以肝气（木）过亢为例，除肝脏本身的病变外，必然出现乘脾（土）或侮肺（金）的连锁反应，进而还可由脾（土）和肺（金）的改变影响到肾和心等等。这种用哲学的形式、中医的内容，连接事物、生理、病理、治疗等信息的思维过程，寓有丰富想象和推测，举一反三，由点到面，最后以事实为依据，形成了一个完整复杂的思维过程。

3. 整体的研究

中医学从整体上认识和分析人体的组织结构、生理功能和病理变化，提出了许多重要的诊断和治疗方法，并且对于探讨疾病的发展规律也作出系统的概括，这种思维是中医观察、了解、掌握人体生命活动的最根本方法。

中医思维中的整体，包括天一人整体、人体整体、环境一人体一社会整体、生理一心理整体、医生一病人整体、疾病整体、疗法整体、方剂整体等等。

就人体整体而言，认为人体内外是相互关联的有机整体，因而可以运用"司外揣内"的方法，医生视其外部现象有可能测知内部的变动情况，好比日月之投影，水镜之照形，击鼓之有声一样，是必然的道理。从观察外部的病理现象可以推测内脏的病变的思维连接来讲，使用范围极为开阔，如看见头发的改变，联想到精与血，由精和血联想到肾和肝，同时还想到精血来源于脾胃的化生，皮毛又由肺所主等等。

就疾病整体来讲，中医对外感热病的整体发展，经过了长期的研究，提出了"六经辨证"、"卫气营血辨证"等，各种外感热病虽然都有各自的病理特点和特殊的临床表现，但都可以按照此辨证论治规律去处理。

就方剂整体而言，处方中药物的组成必须有"君臣佐使"的配合关系，才能达到预期的治疗目的。

整体思维的领域极为广泛，涉及到中医理、法、方、药等各个方面，它是中医思维的一大特点。

4. 动态的观察

运动、发展、变化是自然界事物的普遍规律，任何事物和现象都不会永远固定在一点之上。在生命活动中，人体有自然的生长、衰老的过程；在疾病过程中，有病邪入侵、正邪交争、病邪伤正、邪去正复的不同阶段。所以，中医学从动态观察的方法入手，总结出了生命过程、疾病过程、证候过程、症状过程、治疗过程、时令过程、昼夜过程等许多规律性的思维内容。以人体生命过程为例，中医认为女子是以每七岁为一个发育阶段，男子是以每八岁为一个发育阶段，如《素问·上古天真论》说："女子七岁，肾气盛，齿更发长；二七而天癸至，任脉通，太冲脉盛，月事以时下，故有子；……七七任脉虚，太冲脉衰少，天癸竭，地道不通，故形坏而无子也。"对女子一生的生长发育过程作了动态的概括，所以讨论女子的生理和病理变化时，必须与其发育阶段相结合，给予动态的考察。

疾病的过程，如伤寒病的六经传变，温病的卫气营血传变。证候过程，如八纲间的转化，表里出入，寒热进退等。症状过程，如舌苔变化由白→黄→灰→黑等。动态的观察，一方面考虑事物本身的内在变化，另一方面考虑与其他事物的相互联系，因此，思路更加开阔，范围更加广泛。动态的现象观察和系列联想，构成中医思维的又一重要内容。

5. 抽象的分析

抽象是对客观事物某一方面本质的概括或规定，中医学在其形成过程中，运用观察和总结的方法，把研究对象的多个方面的属性、关系，从统一体内分割开来，抽取出来，单独地加以反映，形成了独特的理论体系。如五行学说、脏象学说、病因病机学说等重要学说的形成，都是抽象、分析、归纳、推理的结果。

如脏象学说把人体看成一个小自然、小社会，五脏六腑分封十二官职，心为君主之官，主持协调各脏腑功能活动，"主明则下安，主不明则十二官危"。脾胃为仓廪之官，主持人体营养物质的代谢吸收，当脾胃功能障碍，就会发生气血津液等营养物质的化源不足，因而影响到人体各个脏腑组织，必然出现功能不足的病理变化，依其脏腑关系产生全方位的连续思维。又如病因学说中的风邪，有善行主动的特性，和自然界的风联系起来，在探求风的原因时，就会想到火热生风、血虚生风、阴虚生风、肝阳化风等等可能，在治疗时又联想到息风的药物等。由抽象的分析到具体的运用有一个选择的过程，有一个认知深化的过程。抽象的分析与医生的理论水平和实践经验有着重要的关系。

6. 感觉的提示

感觉是一架构造得无比精美的仪器。感觉指标永远有其独到的优势。感觉的提示，是中医思维进展的最基本、最重要、最具特色的途径。在中医的病证、诊断、治疗、针灸、按摩、疗效判定等方面，都充分利用了感觉指标。中医尊重、利用、并设法形成医生、病人的种种感觉。中医领域中的感觉，是中医思维研究不尽的一个重要内容。

中医对于疾病的临床表现，广泛应用了人体的感觉状态来描述，如头身疼痛、困倦乏力、口淡无味、面色不华，以及病势进退、阴阳盛衰、气血运行等，这种感觉性概念的出现往往给人以原则的启示。以疼痛为例，若病人表现疼痛，必然联想到不通，在内多为脏腑气机不畅，在外多为经络气血不行，进而联想到不通的因素，可能是寒、是瘀等不同方面。

中医四诊主要运用的是感觉，包括生动直观的器官性感觉和复杂抽象的认知性感觉。任何一类感觉或任何一个感觉都可能触发许多的联想思维，如指感脉象浮数有力，就会联想到外感风热初期，进而联想到该病的中期、后期可能出现的情况，治疗应该从何入手，预后转归如何评价，病人如何调养、如何护理等。

7. 奇恒的对比

正常与异常、生理与病理相互对比是中医思维的又一重要领域。《素问·玉机真脏论》说："五色脉变，揆度奇恒，道在于一。""道"和"一"，是物质世界运动变化的一般规律，要认识客观事物，必须通过观察比较，在认识正常的基础上，发现太过、不及的异常变化，达到认识事物本质的目的。中医四诊中的望色、闻声、问情、切脉均属于此。由异常发现触发的种种思维活动，往往对于疾病的早期诊断和复杂证型的鉴别诊断提供重要的线索。如肝掌提示肝硬化或肝癌，朝食暮吐提示噎膈等。在奇恒对比的思维过程中，分析异常可以提供丰富的思维线索，但是，必须强调，熟悉正常是正确思维的关键。

8. 力量的平衡

中医学很重视事物内部和事物之间力量的动态平衡，注重从力量的角度研究生理、病理、治疗中的平衡与非平衡关系，认为"阴平阳秘"是健康的表现，"阴阳失调"、"升降失常"、"气血逆乱"是疾病的根源，治疗的宗旨是"调和阴阳"。因此，对于生命力的正气，致病力的邪气，生理力的脏腑之气，心理力的神志，病理力的阴阳盛衰，药物力的四气、五味等，都作了系统的观察和研究，形成了运用平衡与非平衡因素的对立和转化关系，认识事物的基本法则。

力量的平衡，在治法的选择与应用、针刺的手法与时机、药物的配伍与禁忌等方面用得最为广泛，如《素问·阴阳应象大论》说："病之始起也，可刺而已；其盛，可待衰而已。故因其轻而扬之，因其重而减之，因其衰而彰之。形不足者，温之以气；精不足者，补之以味。其高者，因而越之；其下者，引而竭之；中满者，泻之于内。其有邪者，渍形以为汗；其在皮者，汗而发之；其慓悍者，按而收之；其实者，散而泻之。"这种先辨别邪正力量的盛衰和病势的趋向，再按补虚泻实和因势利导的原则，从力量平衡的角度人手，分别采取攻、补、散、泻的治疗方法，对于临床用药或针刺治疗都有重要的指导意义。

中医思维领域极为开阔，与天文、地理、气象、动物、植物、数学、物理、化学、哲学、兵法、社会等众多学科的思维方法关系密切，因而中医工作者，必须努力提高自己的全面素质，不断开拓自己的思维领域，才能真正领会中医学的精神实质。

(二) 中医思维的方式

中医思维在其整体上的类型、方法、形式、程序、特点等，就是中医思维的方式。通俗地讲，就是中医工作者，在中医医疗活动中，怎么看、怎么想、从什么思路去看去想、按哪些规律去看去想等心理活动的类型。中医思维的方式主要有：

1. 比较

比较，即考察对象之间的不同与相同之处。比较的方法，是对客观世界进行认识活动的基础，没有比较，就谈不到对客观世界的认识，提不出对客观事物的鉴别。中医学在大量的实践过程中，普遍运用比较的方法进行医学理论和诊疗实践的研究，对中医学的形成和发展起到了重要的作用。

《内经》中提到的"揆度奇恒"，就是比较思维中的奇恒贯叙法，也是以常达变的方法。例如，区别正常和异常，《素问·平人气象论》说："人一呼脉再动，人一吸脉亦再动，呼吸定息，脉五动，闰以太息，命曰平人。平人者，不病也。常以不病调病人，医不病，故为病人平息以调之为法。"这就是通过对脉率的比较，来区别平人脉、病人脉和危重病人脉的方法。

运用宏观的模糊概念进行比较，发现事物的共同点的比较归纳方法，在中医学中用得更多，如阴阳学说、脏象学说、八纲辨证、药物性能等。例如，考查人体所有的内脏，发现有的内脏以贮存人体的精血为主，有的内脏则以受纳、消化食物为主，《素问·五脏别论》称前一类内脏“藏精气而不泻”，命曰五脏，称后一类内脏“传化物而不藏”，命曰六腑。经过比较，把内脏归纳为五脏六腑，亦由此提出，在养生和治疗时，五脏应保持藏精气而不泻，精血充盈，六腑应保持传化物而不藏，保持通畅，即时排空。这种比较思维的方法，抓住了事物的本质，提高了对事物的认识水平。

八纲辨证的方法是比较法在辨证中的具体应用，用比较法区分表证与里证、寒证与热证、虚证与实证、阴证与阳证，是中医辨证的最基本最原始的思维方法。药物的四气、五味、升降浮沉和归经，也是运用比较法而上升为理性认识的。运用比较法宏观地、概括地研究人体生理活动，指导辨证、立法、用药，体现了中医思维的优势。

2. 演绎

演绎是从一般到个别的思维方法。人们以归纳所得的一般的、共性的结论为依据，去研究个别的、尚未深入研究的或新出现的医学问题。演绎的思维机制，是通过控制一般来控制个别。中医学经常用阴阳学说、五行学说等哲学思维和原理，说明人体生理病理变化，指导养生、预防和治疗，其中大多渗透着演绎的思维方式。

中医运用演绎法解释生命活动，或用作疾病的诊断和治疗。以肝为例，由于肝在五行中属木，木具有升发和喜条达的特性，故肝具有升发和善舒畅条达的生理特点。肝气太过，升发之力过强，就会使气血上涌，出现头痛头胀症状，此时要使肝气平复，临床常用“平肝”的治疗方法，多能收效。又以水肿的治疗为例，水肿的原因很多，治疗方法各异，对于因阳气不足引起的水肿病人，中医采用阴阳对立的联想思维，认为水肿是阴气过盛，应当以阳热药胜之，采用温阳利小便的治疗方法，确立了中医治疗阴水的大法原则。按照五行相克规律，应当土克水，采用意象思维的方法，提出健脾利水的治法，对于脾虚水肿病人，多有疗效。所以，演绎推理方法，对中医理论的阐述和临床治疗都有一定的指导价值。

3. 类比

类比法是根据两种事物之间所知道的一个方面的共同点，去推论和证明他们在另一些特性和规律上也可能是相同的。这种由一事例推另一事例的方法，是科学认识过程中获得新知识的一个重要手段。在中医学中，称类比法为“援物类比”。历代医家都广泛应用，它对于说明人体的生理病理变化，分析病因病机，指导立法用药有着重要的意义。

在人体的生理病理方面，从整体观念出发，援天言人，认为人体是一个小天地，常以自然界和社会与人体相类比，这种原始朴素的思维方法，已成为中医学的一大特点。中医学的五行学说，就是运用类比逻辑，结合创造性的形象思维，把自然界和人体归纳为木、火、土、金、水五类，形成人体五大系统学说，并成为中医学研究人体复杂结构的哲学理论工具。

中医常以类比法认识病因、分析病机，如“六淫”的性质和特点中，“风性主动”，“寒性收引”，“火热炎上”等都属于形象的类比。又如病机十九条中的“诸风掉眩，皆属于肝”，就是把病证中的风与自然界的风和人体的肝进行类比，得出的病机结论。当然，这其中也富有创造性的思维因素。

在治则和具体治法上，经常运用类比推理，提出许多有效的疗法。如应用寒凉攻下的药物治疗上焦火热证的“釜底抽薪法”，应用补养肠道阴液的药物治疗大便秘结的“增水行舟法”，用宣肺气药物达到利小便目的的“提壶揭盖法”等等。

类比推理方法体现了中医学博大的思维领域，在具体运用时，要遵循逻辑规律，尽可能地搜集类比双方的有关资料，扩大可比项，增加已知项和未知项之间的相关性，探求已知属性和欲推导的属性之间的本质联系，确保类比的真实性和可靠性。

4. 以表知里

以表知里是通过观察事物的外在表现，来分析判断事物内在状态和变化的一种思维方法。这也是人们认识事物的最一般的思维方法，如地质勘探、气象观察、动植物的生态研究等。这种方法，中医学概括为“有诸内，必形诸外”，如《素问·阴阳应象大论》说：“以我知彼，以表知里，以观过与不及之理，见微得过，用之不殆。”以表知里的思维方法，实际是整体观念的哲学思维方法的具体应用。

中医基础理论的核心——脏象学说，就是用以表知里的思维方式确立的，脏就是内脏，是里；象就是表现于外的生理病理现象，是表。通过外在表现测知体内脏腑的生理病理改变，是中医生理病理学基础。例如，肺是藏于体内的内脏，主气、司呼吸、主皮毛等是表现于外的生理功能，咳嗽、气喘、皮毛不泽是表现于外的病理现象，临床上常用表里联想的形式，通过发现呼吸不匀、毛发不泽、咳嗽、气喘等外在现象，就能推知体内肺的生理病理改变。

中医诊断的基本原理之一是司外揣内，司外揣内就是由表知里。《灵枢·本脏》说：“视其外应，以知其内脏，则知所病矣。”例如，望面部色泽变化，无病之人面色微红而润泽，血虚则面色淡白，血热则面色红赤，血瘀则面色青紫，即所谓血行于内，色现于外，观其外色，以知体内气血的变化。中医学中，注重神、色、形、态的观察以探求病因病机，大多采用了以表知里的思维方式。

5. 试探和反证

试探，即对研究对象先作一番考查，提出初步设想，依据这种设想采用相应的措施，然后，根据措施在对象身上所产生的反应，对原有设想作适当修改，以决定下一步措施的思维方法。反证，是以结果来追溯和推测原因，并加以证实的一种逆向思维方法。这两种方法的相同之处，都是从结果来进行反推，不同之处，在于试探要事先采取一定措施，再观察结果，而反证法则不必采取措施。在中医古典医籍中，试探法被常用来审病，称为“消息法”。

试探法在审察病因中用得最多。如《伤寒论》中写道：若不大便六七日，恐有燥屎，欲知之法，少与小承气汤，汤入腹中，转矢气者，此有燥屎也，乃可攻之。若不转矢气者，此但初头硬，后必溏，不可攻之，攻之必腹胀，不能食也。”这是张仲景用小承气汤试探有无燥屎的思维方法。临床上对于一些病证在未能予以确诊之时，往往采取诊断性治疗的方法，通过治疗效果的观察推测疾病的本质，就是试探方法的具体运用。

反证法又叫作以反托正法，是中医对疾病的诊断、治疗、病机分析中广泛应用的论证方法。而且，运用恰当时，有画龙点睛之功。《伤寒论》一书中运用反证方式的条文甚多，如“阳明病，不能食，攻其热必哕，所以然者，胃中虚冷故也。以其人本虚，攻其热必哕”。这就是说，体虚不能食，当用补法，如果用攻法反证，攻后不仅不能食，反而会胃气上逆而哕。又如，肾虚病人容易出现耳鸣耳聋，用补肾药物后，耳鸣耳聋症状可以得到减轻或痊愈，由此反证肾和耳有密切关系，所以说“肾开窍于耳”。反证法在病机分析和鉴别诊断中，常用淘汰的方式，即因为没有出现某症状、体征，所以断定不是某种病证的模式进行。可见，反证法也是中医学常用的思维方式之一。

上述几种思维方式，是中医学中有代表性的、比较常用的。各种思维方式和方法，不仅可以单独使用，也可以联合使用，以达到认识事物本质，解决具体问题的目的。另外，与其他领域的专业思维一样，中医思维是可以通过训练得到提高和发展的。

四、中医学的基本特点

中医学的理论体系是经过长期的临床实践，在朴素唯物论和辩证法思想的指导下，运用独特的思维逻辑，形成的比较完整的自然科学。它的基本特点是整体观念和辨证论治。

（一）整体观念

整体就是统一性和完整性。即认为事物是一个整体，事物内部的各个部分是互相联系不可分割的；事物和事物之间也有密切的联系，整个宇宙是一个大的整体。中医学从这一观念出发，认为人体是一个有机的整体。人体的组织结构互相联系，各种功能互相协调，在患病时，体内的各个部分亦相互影响。同时，中医学认为人与自然环境也是一个不可分割的整体。这种内外环境的统一性，机体自身整体性的思想方法，称之为整体观念，它贯穿中医的生理、病理、诊法、辨证、养生和治疗等所有的领域中，是中医学的基本特点之一。

1. 人体是一个有机的整体

中医认为人体是一个以心为主宰，以五脏为中心，通过经络的联系和精、气血、津液的作用，构成一个表里相联，上下沟通，协调共济，井然有序的统一整体。这种独特的规律是一脏、一腑、一体、一窍构成一个系统，如肝、胆、筋、目构成“肝系统”；心、小肠、脉、舌构成“心系统”；脾、胃、肉、口构成“脾系统”；肺、大肠、皮、鼻构成“肺系统”；肾、膀胱、骨、耳和二阴构成“肾系统”。五大系统皆以五脏为中心，五脏之中，又以心为最高统帅，心在人体的生命活动中起着主宰作用。同时，还通过脏腑之间的阴阳相济，五脏之间的生克制化等复杂关系，以维持五大系统间的动态平衡。这种人体是一个有机联系的整体的看法，对于中医认识人体的生理活动和病理变化，指导临床的诊断和治疗，以及养生等方面，都有重要的意义。

在生理上，由脏、腑、形体和官窍共同组成的结构严密、分工有序的整体，一方面各脏腑组织发挥自己的功能，另一方面还要靠相辅相成的协同作用和相反相成的制约作用，维持机体的生化不息和动态平衡。在其复杂的关系中，心是“五脏六腑之大主”，如果心的功能不正常，就会危及五脏六腑和全身，因此，历来中医都十分重视对心的调养和护理。至于人体内部有机联系的具体理论，将通过脏象经络一章的学习，会得到更深刻的认识。

在病理上，在分析疾病的过程中，首先着眼于整体，既重视五大系统间的相互影响，又注意各个系统中的组成部分的相互关联。如肝出现“肝火”，可传于心，而见心肝火旺，烦躁易怒；传入肺，即肝火犯肺，而见胁痛咯血；亦可传入胃，即肝火犯胃，而见脘痛泛酸，甚至呕血等等，这是系统间的影响。本系统各部分间的影响，如肾虚，不但肾本身功能减退，同时也影响到膀胱固摄无力，而见遗尿；影响到耳，出现听力差、耳鸣、耳聋；影响到骨骼，在小儿多见骨软无力，易于变形，在老人多为骨质变脆，易发骨折。

在诊断上，中医从整体出发，司外揣内，使用范围极为广泛。如观察面色、察舌、切脉、望耳廓等，认为局部组织是全身脏腑功能活动的表现，局部与整体是息息相关的。就察舌而言，因为舌通过经络直接或间接地与五脏相通，人体内脏的虚实，气血的盛衰，津液的盈亏，以及疾病的轻重顺逆，都可以呈现于舌，察舌就可以测知内脏的功能状态，这就是整体观念在中医诊断学中的具体运用。

在治疗上，中医从整体观念出发，注意脏、腑、官、窍之间的联系和五大系统间的影响，如目赤病人，兼见心烦、舌烂时，认为是心火过亢；兼见头晕、耳鸣、急躁者，认为是肝火过盛；兼见心烦、尿赤者，认为是小肠热盛等。这种针对疾病过程中全身表现出的证候进行施治的原则，就是整体观念在治疗上的应用。

2. 人与环境是一个整体

人生活在天地之间，自然环境之内，是整个物质世界的一部分，也就是说，人和自然环境是一个整体。当自然环境发生变化时，人体也会发生与之相应的变化。同时，人又是社会整体中的一部分，社会的变化必然对人体产生影响。当然，人是万物之灵，人又会反过来改造自然和影响社会。人与自然环境和社会是密切联系的整体。

（1）人和自然界是一个整体：自然界是人类生命的源泉，人类依靠天地之气和水谷精微而生存，随四时寒暑变迁，生长化收藏的规律以及地理环境的变化而生活着，自然界的运动变化可以直接或间接地影响着人体，而机体则相应地产生生理和病理反应。故《灵枢·邪客》说："人与天地相应也。"

人体的生理活动，伴随着太阳、月亮和地球的运动和气候的变化，也出现了相应的节律变化。如一年四季春温、夏热、秋凉、冬寒的气候变化，人在夏季天气暑热时，就以出汗散热来适应，表现出多汗少尿；冬季天气寒冷，人体为了保温，汗孔密闭而少出汗，相应尿量也就多了。在脉搏方面，因自然界春夏阳气发泄，秋冬阳气收藏，故人体的气血运行，春夏趋于表，秋冬趋于里，脉象就有春弦、夏洪、秋浮、冬沉的相应变化。一日中昼夜的气温升降，人体内的阴阳消长、体温升降、精神活动变化也有一定规律，如《素问·生气通天论》说："故阳气者，一日而主外，平旦人气生，日中阳气隆，日西而阳气已虚，气门乃闭。"另外，在不同的地区，由于气候、土质、水质的不同，对人体的生理也产生不同的影响。如江南地区，地势低平，气候温暖湿润，故人体腠理疏松；西北地区，地势高峻，气候寒冷干燥，故人体腠理多致密。

人体的病理变化，一年四季中，各有不同的多发病。如《素问·金匮真言论》说："春善病鼽衄，仲夏善病胸胁，长夏善病洞泄寒中，秋善病风疟，冬善病痹厥。"在一日中，昼夜的变化，对疾病也有一定影响，大多白天病情较轻，夜晚较重。故《灵枢·顺气一日分四时》说："夫百病者，多以旦慧昼安，夕加夜甚。"另外，在不同的地区，也有不同的多发病和地方病等。

应该指出，人类不仅能够被动地适应自然，更能主动地改造自然。中医学中关于改造自然、人工免疫、体育锻炼和摄生的许多记载，至今仍有一定的现实意义。

（2）人和社会是一个整体：人是社会的组成部分，人能影响社会，社会的变动对人也发生影响。其中，社会的进步，社会的治与乱，人的社会地位变动，对人体的影响更大。

社会的进步，无疑给人们的健康带来不少好处。社会物质财富的极大丰富，衣食住行条件优越。健康文明的文化生活，陶冶了人们的情操。科学技术的发展，使人们对健康、疾病、药物的认识不断增加，知道如何养生，如何防病治病，因此，人类的寿命随着社会的进步越来越长。但社会的进步，也给人们带来一些不利于健康的因素，如机动车辆带来的噪音，工业生产带来的环境污染，过度紧张的生活节律，给人们带来的精神焦虑等。但是，人们总是在不断地改造自然和适应社会的变化。

社会的治与乱，对人的影响也非常大，社会安定，人的生活有节律，安居乐业，寿命也长。社会大乱，人的生活无规律，抵抗力下降，易染疾病，死亡率高。在中国历史上，由于战争和饥荒，疫疠流行，导致人群大量死亡者，不计其数。这就是社会大乱，影响人体健康的明证。

个人社会地位的改变，势必带来物质生活和精神生活的变化，这对健康也造成影响。中医诊病，历来注意这方面的问题。如《素问·疏五过论》说："凡未诊病者，必问尝贵后贱，虽不中邪，病从内生，名曰脱营。尝富后贫，名曰失精，五气留连，病有所并。"所以古人主张不要把贫富、贵贱看得太重而影响健康。如《素问·上古天真论》所说，应当"恬淡虚无，真气从之，精神内守，病安从来"。在当前社会竞争的年代里，人与社会的关系，更是一个不容忽视的问题。

（二）辨证论治

辨证论治是中医诊断和治疗疾病的基本原则，是中医学对疾病的独特研究和处理方法。和其他医学体系比较，中医在辨病论治、辨证论治和对症治疗三种手段中，最重视辨证论治。辨证论治是中医学的重要特点之一。

要明白证的概念，必须把病、证和症三者作一比较。所谓病，是指有特定病因、发病形式、病机、发病规律和转归的一种完整过程。如感冒、痢疾、麻疹、中风等。症，是指疾病的具体临床表现，如发热、头痛、眩晕等。证，既不是疾病的全过程，也不是疾病的某一项临床表现。所谓证，是指在疾病发展过程中，某一阶段的病理概括。包括疾病的病因、病位、性质和邪正关系在该阶段病理变化的全面情况，是疾病在该特定阶段的病理变化实质，所以证具有最具体、最贴切、最可靠的操作性。

辨证论治分为辨证和论治两个阶段。所谓辨证，就是将四诊（望、闻、问、切）所收集的资料、症状和体征，通过分析、综合，辨清疾病的原因、性质、部位和邪正之间的关系，概括、判断为某种证。所谓论治，又称施治，论和施就是确定和运用的意思，即是根据辨证的结果，确定相应的治疗方法。辨证是确定治疗方法的前提和依据，论治是辨证的目的，通过论治的效果，可以检验辨证是否正确。辨证和论治，是诊疗疾病过程中，相互联系不可分割的两个方面，是指导中医临床工作的基本原则。

辨证论治，是在确立疾病的诊断之后，根据疾病发展过程中某一阶段的病理概括来确定的治疗方针，也就是说，不是根据病，而是根据证来确定的治疗方法。这就是中医辨证论治的实质和核心。在同一种疾病当中，由于在疾病发展的不同阶段，病理变化不同，即证不相同，根据辨证论治的原则，治疗也就不同，这种情况称为"同病异治"。例如，风温早期，发热、微恶风，是风热在表，用辛凉解表法治疗；中期，高热、咳嗽、气急、口渴喜冷饮，是肺热过盛，治当清肺热为主；后期，身热已退，舌红口干，干咳少痰，身倦乏力，脉象沉细，是邪热已退去大半，肺阴、肺气受伤，治宜清余热，滋肺阴，补肺气，以促进恢复。可见，"同病异治"是正确的、必要的。与此相反，有时在不同的疾病中，却会出现相同的或相近似的病理变化，即出现相同的或相似的证。根据辨证施治的原则，证相同的治疗也就相同，因而出现了不同疾病采用相同治法的情况，这称为"异病同治"。例如，久泻之后，出现脱肛，属于中气下陷；而产后调理不当，子宫下垂，也属于中气下陷。因此，这两种病人都应当采用益气升提的治疗方法，可见"异病同治"也是常用的。这种"证同治疗亦同，证异治疗亦异”的实质是由于证的概念中包涵着病机在内的缘故。由此可见，中医治疗疾病，不仅要看病的异同，更要看证候的区别，这种针对疾病发展过程中不同质的矛盾用不同质的方法去解决的原则，就是辨证论治的精神实质。

五、《中医学概要》的主要内容

在了解中医学发展概况，理解中医学学科特点的基础上，《中医学概要》的主要内容，按基本知识、基本技能的模式划分，可概括为三大学说和三大技能两部分。

(一) 三大学说

以基本知识为主体的三大学说，一是中医的哲学——阴阳五行学说，二是中医生理学——脏象经络学说，三是中医病理学——病因病机学说。

中医的哲学——阴阳五行学说

阴阳五行学说是阴阳学说和五行学说的合称。是中医学最基本的理论工具。阴阳学说可以看作对物质世界和人体二元论的认识方法，用阴阳间的对立依存、消长转化的关系，说明复杂的医学原理。五行学说可以看作对物质世界和人体多元论的认识方法，用木、火、土、金、水五者间的相生与相克的制化关系，说明复杂的医学原理。阴阳学说与五行学说相互结合，相互补充，贯穿中医的所有领域，成为中医的主要哲学方法。学习中医时，必须首先掌握这个独特的中医的哲学知识。

中医生理学——脏象经络学说

脏象学说和经络学说合称为脏象经络学说。它是中医对人体的理性认识，是中医的生理学理论，也是中医学的理论核心。中医学认为，人体以心为主宰，以五脏为中心，结合六腑、形体和官窍共同组成了一个有机的整体。这个整体中的各个组成部分，由经络把他们联系起来，并通过经络运行着气、血和津液。脏腑组织在这些营养物质的作用下，人体表现出了生命活动的神。这种人体以脏腑为本，精气为用，经络贯通，表现为神的中医生理学框架，是来源于解剖知识、生理活动和病理变化的高度概括。

中医病理学——病因病机学说

病因学说和病机学说合称为病因病机学说。它是中医对疾病的认识，是中医的病理学理论。其内容包括病因、发病、病机三大部分。病因即引起疾病的原因，包括外感病因（六淫、疠气）、内伤病因（七情、劳逸、饮食失宜）、病理产物（水湿痰饮、瘀血、结石）和其他病因（外伤、虫兽伤、中毒、医过）等。经过历代医学家的不断补充和完善，形成具有辩证特色的中医病因学说。病机学说是研究疾病发生、发展、变化和转归机理的学说，包括基本病机、系统病机和具体病机等，本书仅对病机学说的基本精神及其应用作了扼要的论述。介于病因学说与病机学说之间的发病原理一节，主要讨论中医对正气和邪气在疾病发生中的地位和作用的辩证关系，同时指出外界环境、体质和情志等是影响正气的重要因素。

(二) 三大技能

以指导实际操作为主体的三大技能，一是四诊诊察技能——诊法，二是辨证分析技能——辨证，三是养生、预防、治疗中的综合应用技能——养生与防治原则。

四诊诊察技能——诊法

诊法是中医诊察收集病情的基本方法。主要包括望、闻、问、切四诊。其中望诊是指察看病人的神、色、形、态、舌象以及排出物等，发现异常情况，以了解病情。闻诊是通过听病人的语言、呼吸等声音及嗅病人发出的异常气味以辨别病情。问诊是询问病人有关疾病的情况、病人的自觉症状，从而了解病者的各种病态感觉和疾病的发生、发展、诊疗等情况。切诊是通过切脉和触按病人身体的有关部位，测知脉象变化及有关异常征象，以了解病体的变化情况。通过整体审察、诊法合参所收到的病情资料，是判断病种、辨别证候的主要依据。

辨证分析技能——辨证

“证”是中医的一个独有概念，是对疾病过程中所处一定阶段的病位、病因、病情以及病势等所作的病理概括。它是对致病因素与机体两个方面情况的综合，是对疾病当前本质所作的结论。

“辨证”就是在中医理论的指导下，对病人的各种临床资料进行分析、综合，从而对疾病当前的病位与病因病性等本质作出判断，并概括为完整证名的诊断思维过程。本书主要介绍八纲、脏腑、六经、卫气营血及三焦辨证几种常用的辨证方法，借以体现中医辨证思维的技能。

养生、预防、治疗中的综合应用技能——养生与防治原则

养生防治原则是中医养生、预防、治疗的具体方法的指导性法则，是中医养生、预防、治疗的理论基础，只有掌握了这些基本原则，才能有效地指导临床工作。养生即保养生命，主要用于未病之时的强身健体和延年益寿。养生的原则有适应自然、调养精神、饮食有节、锻炼形体等。预防即未病之时则未病先防，已病之后则既病防变，以防止疾病的发生与发展蔓延。治疗，主要用于已病之后，是尽可能快地使疾病痊愈和减轻病人痛苦的手段。最基本的治疗原则包括治病求本、扶正祛邪、调整阴阳和因时、因地、因人制宜等。

三大学说和三大技能是密切结合的整体，三大技能可以说是三大学说在技能领域的进一步综合应用，是三大学说产生的理论基础，而三大学说指导三大技能的临床实践，又不断地得到了补充和发展。

学习中医学，要坚持以辩证唯物主义和历史唯物主义为指导思想，充分认识基础理论（三大学说）和基本技能（三大技能）的重要性，切实掌握中医学的特点，领会中医思维方法，坚持理论联系实际，重视现代科学技术的研究和应用，结合现代医学科学知识，相得益彰，这是我们学习中医学应该采取的科学态度。

第一章 阴阳五行

阴阳五行，是阴阳学说和五行学说的合称，是我国古代人们用以认识自然和解释自然的世界观和方法论，是我国古代的唯物论和辩证法。阴阳五行学说认为，物质世界存在着阴阳二气的相互作用和木、火、土、金、水五种基本物质的相互关联。这种观念对我国古代唯物主义哲学有着深远的影响，并成为我国古代自然科学的唯物主义世界观和方法论的基础。

我国古代医学家，借用阴阳五行学说，阐述人体生理功能和病理变化，指导临床的诊断和治疗，并通过长期的医疗实践活动，反映并大大丰富了事物之间对立统一、相互关联、相互制约的辩证唯物主义理论，形成了中医学中的阴阳五行学说。阴阳五行学说贯穿中医学的各个领域，成为中医学的理论工具和方法论，是中医理论体系的重要组成部分。

第一节 阴阳学说

一、阴阳的概念和特性

（一）阴阳的概念

阴阳是宇宙中相互关联的事物或现象对立双方属性的概括。阴阳的最初涵义是很朴素的，是指日光的向背而言，朝向日光则为阳，背向日光则为阴。在长期的生活实践中，人们遇到种种两极现象，于是不断地引申其义，将天地、上下、日月、昼夜、水火、升降、动静、内外、雌雄等相反的事物和现象，都以阴阳来加以概括。

对于阴阳的基本概念，明·张景岳在《类经·阴阳类》中作了高度的概括，称："阴阳者，一分为二也。"但是，严格地说，任何事物都不能随意分阴阳，不能说寒是阳，热是阴，也不能说女属阳，男属阴，必须按照阴阳特有的属性来一分为二。所以，比较完整而简要的基本概念应当称：阴阳是有特定属性的一分为二，或者说是在特定条件下的一对属性的概括。

阴阳学说的形成是在战国时期，《易传》的"一阴一阳之谓道"，已确立了阴阳的理论。认为阴和阳这两个对立统一的方面，贯穿一切事物之中，是一切事物运动和发展变化的根源及其规律，无论世界上有形的物质或无形的太虚，无论是宇宙中的天地或天地上的万物，都有普遍的联系，处在无休止的运动之中，而这一切事物的发展变化，都可以用阴阳的关系加以概括。这种古代朴素的对立统一理论，是中国古代哲学的重要范畴。

中医理论体系中的阴阳学说，是古代哲学思想的具体应用和发展。它引用阴阳的概念、特性和相互关系，解释医学中的诸多问题以及人与自然的关系，指导临床医疗护理、养生预防工作，成为中医理论体系中最基本的理论工具。

（二）阴阳的特性

阴阳的特性包括基本属性、相对性、无限可分性和相互交感性等方面。

阴阳，既可以标示相互对立的事物或现象，又可以标示同一事物内部对立着的两个方面。一般地说：凡是运动的、外向的、上升的、温热的、无形的、明亮的、兴奋的都属于阳；相对静止的、内守的、下降的、寒冷的、有形的、晦暗的、抑制的都属于阴。阴阳的这种属性列入医学领域，则是将具有推动、温煦、兴奋等作用的物质和功能，统属于阳；对人体具有凝聚、滋润、抑制等作用的物质和功能，统属于阴。这就是阴阳的基本属性。

事物的阴阳属性，并不是绝对的，而是相对的，这种相对性，主要表现为阴阳双方是通过比较而分阴阳的。例如，五脏按部位划分，心肺在上属阳，肝肾在下属阴；又以心肺分属阴阳，心系于背属阳，肺系于咽属阴。

阴阳的特性，更表现出阴阳中复有阴阳的无限可分性。也就是说，阴阳中可以再分阴阳，如昼为阳，夜为阴，而上午则为阳中之阳，下午则为阳中之阴；前半夜为阴中之阴，后半夜为阴中之阳。这种事物既对立而又相互关联的现象，在自然界是无穷无尽的。故《素问·阴阳离合论》说："阴阳者，数之可十，推之可百，数之可千，推之可万，万之大，不可胜数，然其要一也。"

阴阳的相依性、统一性、亲合性，我们又称之为交感性。所谓交感性，是指阴阳二气在运动中相互感应而交合的过程。这种亲合性是万物化生的根本条件，也是阴阳二者存在的前题。《素问·阴阳应象大论》说："阴阳者，天地之道也，万物之纲纪，变化之父母，生杀之本始，神明之府也。"《素问·六微旨大论》又说："天气下降，气流于地；地气上升，气腾于天，故高下相召，升降相应，而变作矣。"这种使对立着的双方，统一于一体的特性，促进了自然界事物的运动变化。

二、阴阳学说的基本内容

（一）阴阳的对立制约

对立即相反，如上与下、天与地、动与静、出与入、升与降、昼与夜、明与暗、水与火、寒与热等等。

阴阳的相反导致阴阳相互制约，例如，温热可驱散寒冷，冰冷可以降低高温，温热属阳，寒冷属阴，这就是阴阳间的相互制约。

阴阳双方对立制约的结果，使事物取得了动态平衡。人体亦是这样，在正常生理状态下，阴阳两个方面，不是平平静静各不相关地共同处于一个统一体中，而是时时刻刻在相互制约着对方。如机能的阳热，调控着阴液的寒润；阴液的寒润，又抑制着机能的亢奋。这种不断地相互制约和斗争，保持着"阴平阳秘"的生命活动过程。

（二）阴阳的互根互用

阴阳互根是指一切事物或现象中相互对立着的两个方面，具有相互依存，互为根本的关系。即阴和阳的任何一方，都不能脱离另一方而单独存在，每一方都以相对的另一方的存在作为自己存在的前提和条件。例如，昼为阳，夜为阴，没有昼就无所谓夜，没有夜也无所谓昼；上为阳，下为阴，没有上就无所谓下，没有下也无所谓上等等。所以说阳依存于阴，阴依存于阳。中医学把阴阳的这种相互依存关系，称之为“互根”。

互用指互相为用，即阴阳双方存在着互相资生、促进、助长、保护的作用。就人体的物质和功能而言，物质属阴，功能属阳，功能的活动不断化生物质，物质的产生又不断促进功能活动。同时物质和功能之间又存在着相互保护的作用。《内经》云：“阴者，藏精而起亟也；阳者，卫外而为固也。”又云：“阴在内，阳之守也；阳在外，阴之使也。”正是这个道理。

阴阳的互根互用关系，是自然界事物的普遍规律，如果由于某种原因，使阴和阳的这种互根互用关系遭到破坏，就会导致“孤阴不生，独阳不长”，甚至“阴阳离决，精气乃绝”的生化和滋生消失，生命停止的局面。

（三）阴阳的消长平衡

消，即消退减少；长，即生长增加。阴阳的消长是指一事物中所含阴阳的量和比例不是一成不变的，而是处在此长彼消、此消彼长，或此长彼亦长、此消彼亦消的运动变化之中。这种消长只是阴阳变化的过程，而导致这种过程出现的根本原理是阴阳的对立制约与互根互用。世界上的事物十分复杂，各类事物中的阴阳关系各有侧重，有的以对立制约为主，如寒与热；有的则以互根互用为主，如气与血。前者多表现为此长彼消，此消彼长；后者则表现为此长彼亦长，此消彼亦消。

阴阳消长稳定在一定范围内称为平衡。以四时气候变化而言，春季阳长阴消，夏季明显阳盛于阴，秋季则阴长阳消，冬季则明显阴盛于阳。但是，这种消长稳定在一定范围之内，没有超过一定的限度，才有自然界事物的生长化收藏。再以人体而言，体内各种机能活动（阳）的产生，必然要消耗一定的营养物质（阴），这就是阴消阳长的过程；而各种营养物质（阴）的新陈代谢，又要消耗一定的能量（阳），这就是阳消阴长的过程。这种不断地消长和不断地平衡，维持了正常的生命活动。

（四）阴阳的相互转化

阴阳转化，是指阴阳对立的双方，在一定条件下，可以向各自相反的方面转化，即属阴的可以转为阳，属阳的可以转为阴。

阴阳的转化是阴阳运动变化的又一基本形式，阴阳的消长发展到一定阶段，超过一定的限度，阴和阳的比例颠倒，属性即发生变化，所以说转化是消长的结果。如果说阴阳的消长是一个量变的过程，则阴阳的转化是在量变基础上的质变。

阴阳的相互转化，必须具备一定的条件。一般都产生在事物发展变化的物极阶段，即所谓“物极必反”。《内经》用“重阴必阳”、“重阳必阴”、“寒极生热”、“热极生寒”来阐述阴阳转化的机理，其中“重”与“极”就是阴阳转化的条件。

阴阳的转化，存在着渐变和突发的两种形式。如四时寒暑变迁，一日之中的昼夜变化等，都属于渐变过程，若炎夏突降冰雹，高热病人突然体温下降、四肢厥冷，则属于突变的形式。在疾病的发展过程中，表证与里证，寒证与热证，虚证与实证，阴证与阳证间的相互转变，不乏其例证。

三、阴阳学说的应用

（一）说明人体的组织结构

人体是一个有机的整体，它的组织结构都可以根据其所在的部位或机能特点，用阴阳加以概括。人体脏腑组织的阴阳属性，就大体部位来讲，上部为阳，下部为阴；背部为阳，腹部为阴；外侧为阳，内侧为阴；体表为阳，体内为阴。就体内脏腑来说，六腑为阳，五脏为阴；上部的心肺为阳，下部的肝肾为阴。具体到每一脏腑，又有阴阳之分，心有心阴心阳，肾有肾阴肾阳。正如《素问·宝命全形论》说："人生有形，不离阴阳。"

（二）说明人体的生理功能

对于人体的生理功能，无论就其整体还是就其部分来讲，都可以用阴阳的关系加以概括说明。人的正常生命活动，是阴阳保持协调平衡的结果。例如，升降出入，是人体气机运动的基本形式，阳主升主出，阴主降主入，升降相依维持了正常的气化功能。再如，具有固护、温煦作用的"卫气"叫"卫阳"，具有营养作用的"营气"叫"营阴"，营卫调和则气血通畅，身体健康。人体的功能与物质相对而言，功能属阳，物质属阴，生理功能的活动要依靠物质为基础，而生理活动的结果，又不断地促进着营养物质的代谢，这些都体现了阴阳对立依存、消长转化的关系，故《素问·生气通天论》说："生之本，本于阴阳。"

（三）说明人体的病理变化

疾病的发生、发展变化是十分复杂的，而阴阳失调，则是最基本的原理之一。

疾病的发生与发展，关系到人体的正气和致病的邪气两方面。正气，一般指人体的机能活动和对病邪的抵抗能力；邪气，泛指各种致病因素。正气分阴阳，邪气也有阴邪阳邪的不同。疾病过程，多为邪正斗争的过程，其结果引起机体阴阳偏盛偏衰、阴阳互损、阴阳转化、阴阳格拒等，产生了复杂的病理变化。

阴阳的偏盛偏衰是常见的病理变化，可归纳为"阳胜则热"、"阴胜则寒"、"阳虚则寒"、"阴虚则热"、"阳胜则阴病"、"阴胜则阳病"。阳胜（盛）是指阳的绝对亢盛，病证性质属热，而阳的偏盛必然导致阴伤，故阴病。阴胜（盛）是阴的绝对亢盛，病证性质属寒，而阴的偏盛必然导致阳衰，故阳病。阳虚是指人体的阳气虚损，阳虚不能制约阴，则阴就相对偏亢而出现寒象；阴虚，是人体的阴液不足，阴虚不能制约阳，则阳就相对偏亢产生热象。而这种因虚而致的寒象和热象均属于虚证，与因阴盛阳盛而产生的寒证和热证有本质的不同。

根据阴阳互根的原理，阴或阳的任何一方虚损到一定程度，必然会导致另一方面的不足。如阳虚至不能化生阴液时，阴液随之亦不足，称为"阳损及阴"。同样，阴虚至不能化生阳气时，导致阳气亦不足，称为"阴损及阳"。"阳损及阴"、"阴损及阳"最终导致阴阳两虚。

至于疾病过程中出现的"重寒则热"、"重热则寒"等，就可以用阴阳在一定条件下，向各自相反的方向转化的关系来说明。

（四）指导疾病的诊断

由于疾病发生、发展变化的基本机理是阴阳失调，所以错纵复杂的疾病，千变万化的临床表现，都可以用阴阳学说的基本观点，指导四诊、八纲的诊断过程。

就四诊而言，辨色泽的阴阳，则黄色、赤色属阳，青色、白色、黑色属阴；色泽鲜明属阳，晦暗属阴。辨声息的阴阳，则声音高亢洪亮属阳，语声低微无力属阴；呼吸气粗属阳，呼吸低怯属阴。辨别症状的阴阳，多根据寒热、润燥、动静等予以区分。切脉象的变化，则浮、大、滑、数属阳，沉、细、涩、迟属阴等。

以八纲辨证候的属性，总是以阴阳作为八纲辨证的总纲，以统表里、寒热、虚实六纲，即表、实、热证属阳，里、虚、寒证属阴。故《素问·阴阳应象大论》说："善诊者，察色按脉，先别阴阳。"

（五）指导养生和治疗

1. 指导养生

注重养生是保持健康和延年益寿的重要手段，而养生最根本的原则就是善于调理阴阳，保持体内"阴平阳秘"的相对平衡状态。

中医养生学说，是在"天人相应"的整体观念指导下建立起来的。善于养生者，就要使人体中的阴阳，顺应四时气候的阴阳变化和昼夜中的阴阳交替，保持人与自然的协调统一。如根据春夏之时阳气生发，秋冬之时阴气收敛的原则，提出了"春夏养阳"、"秋冬养阴"的养生方法。"冬不藏精，春必病温"，说明保护阴精在防病中的作用。"阳气者，若天与日，失其所，则折寿而不彰"，强调了阳气在延年益寿中的地位。阴阳学说对于养生保健有着重要的指导作用。

2. 指导治疗

调整阴阳的偏盛偏衰，恢复阴阳的相对平衡，是阴阳学说用于指导疾病治疗的基本原则。具体而言，一是确定治疗原则，二是归纳药物的性能。

调整阴阳，就是补其不足，损其有余。凡阴阳偏盛形成的实证，则"实者泻之"，如阳邪亢盛导致的实热证，用"热者寒之"的治疗办法；阴邪过盛导致的寒实证，用"寒者热之"的治疗办法。凡阴阳偏衰出现的虚证，则"虚者补之"，如阴偏衰出现的虚热证，用滋阴以抑阳的方法治疗；阳偏衰出现的虚寒证，用扶阳以制阴的方法治疗。《内经》称此为"阳病治阴"、"阴病治阳"。

在阴与阳偏衰的治法中，张景岳还应用阴阳互根的原理，提出了"善补阳者，必于阴中求阳，则阳得阴助而生化无穷；善补阴者，必于阳中求阴，则阴得阳升而泉源不竭"的治疗大法，确有其临床价值。

用阴阳概括药物的性能，可以作为临床用药的依据。一般地说，寒凉、滋润的药物属阴，温热、燥烈的药物属阳；药味酸、苦、咸属阴，辛、甘、淡属阳；具有沉降、收敛作用者属阴，具有升浮、发散作用者属阳。临床用药，就是根据病证的阴阳盛衰，选择药物的阴阳属性，以纠正机体的阴阳失调状态，从而达到治愈疾病的目的。

第二节 五行学说

一、五行的概念和特性

（一）五行的概念

五行，五是指木、火、土、金、水五种自然界最基本的物质，行即行动、运动、变化的动态含义，所以，五行就是木、火、土、金、水五种物质及其运动变化。

五行源于“五材说”。认为宇宙万物，都是由木、火、土、金、水这五种基本物质的运动变化所构成，进而对这五种物质的特性、相互关系、运动和变化的规律加以抽象推演，形成了五行学说。如果说阴阳是一种古代的对立统一学说，则五行可以说是一种原始的系统论学说。

中医理论体系中的五行学说，是古代哲学思想的进一步完善和升华。它借用五行学说描绘的事物的结构关系和运动形式，把复杂的人体组织结构和生命活动归纳为以五脏为中心的五个生理、病理系统，通过多分法的多元化关系，解释和探索人体内部、人与外界的关系，对于中医学术的形成和发展起到了深远的影响。

（二）五行的特性

五行中每一行都有各自的特性。如《尚书·洪范》指出：“水曰润下，火曰炎上，木曰曲直，金曰从革，土爰稼穑。”这就是说，水具有滋润、向下的特性；火具有温热、上升的特性；木具有升发、条达的特性；金具有肃杀、变革的特性；土具有生化、承载的特性。基于这种特性的概括，五行已不是木、火、土、金、水的本身，而是具有五种不同特性的五大系统的物质和现象。

二、五行学说的基本内容

（一）五行归类

根据五行的概念和特性，在天人相应的整体观念指导下，运用“取象比类”法和“推演络绎”法，以五行为中心，以自然界的五季、人体的五脏为基本框架，将自然界有关的事物和现象，以及人体的组织结构，生理、病理现象，广泛地加以比较和归类，形成了联系人体内外环境的五行结构系统。中医学常用的五行归类内容如表1－1所示。

表1－1　五行归类举例表

自然界						五行	人体				
五味	五色	五化	气候	方位	时令		脏	腑	官窍	形体	情志
酸	青	生	风	东	春	木	肝	胆	目	筋	怒
苦	赤	长	暑	南	夏	火	心	小肠	舌	血脉	喜
甘	黄	化	湿	中	长夏	土	脾	胃	口	肌肉	思
辛	白	收	燥	西	秋	金	肺	大肠	鼻	皮	悲
咸	黑	藏	寒	北	冬	水	肾	膀胱	耳	骨	恐

（二）相生相克

五行学说认为事物并不是静止地、孤立地归属于五行，它们之间是相互联系、相互作用、相互协调平衡的统一整体。相生与相克，以及生克结合的制化关系，是形成事物内部结构的模式。

相生，是一行有序地对另一行具有资生、促进、助长的意思。

相克，是一行有序地对另一行具有制约、抑制、克制的意思。

五行递相资生的次序是：木生火，火生土，土生金，金生水，水生木。以次孳生，循环无尽。

五行递相克制的次序是：木克土，土克水，水克火，火克金，金克木。以次相克，往复无穷。

在相生的关系中，任何一行，都有“生我”、“我生”两个方面。生我者为母，我生者为子，所以相生关系又称为“母子关系”。

在相克的关系中，任何一行，都有“克我”、“我克”两个方面。我克者为我“所胜”，克我者为我“所不胜”，所以相克关系又称为“所胜”与“所不胜”关系。

五行中任何一行都与其他四行发生“生我”、“我生”、“克我”、“我克”四种联系。这就表明，在五行系统中，各个部分不是孤立的而是密切相关的，每一部分的变化，必然影响其他所有部分的状态，同时也受五行整体的统一制约。这种生我、我生、克我、我克，在总体上也呈现着动态均势。可见五行所反映的事物间关系，不是绝对的静止，而是建筑在运动基础之上的。

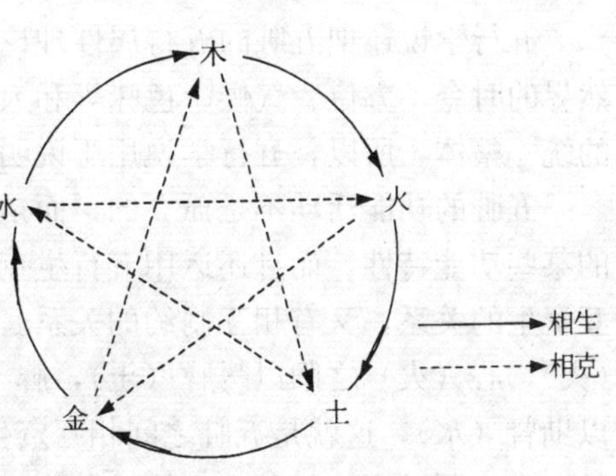

图 1—1 五行相生相克示意图

五行相生与相克是相互为用的两个方面。没有生，就没有事物的运动和变化；没有克，就不能维持事物正常平衡协调下的生成与发展。因此必须生中有克，克中有生。这种生克相互为用的关系，称为“生克制化”关系。它推动和维持着事物正常的生长、发展、变化的过程。这种循环式的动态平衡规律，构成了自然界生态平衡模式，如图 1—1 所示。

（三）相乘相侮与母子相及

五行间的生克关系，如果失去协调，便会引起事物的反常状态。相克的反常包括“相乘”和“相侮”。相生关系发生的连累影响称为“母子相及”。

相乘，有乘虚侵犯的意思，属于过度的相克。

相侮，有恃强凌弱的意思，属于反方向的克制。

相乘的次序与相克的次序在顺序上是一致的。

相侮的次序与相克的次序在顺序上是相反的。所以也叫“反克”或“反侮”。

相生关系的连累称为“母子相及”，也叫“母子相犯”，包括“母病及子”和“子病及母”两种：

母病及子，指由“母行”影响到“子行”，它与相生的顺序一致。

子病及母，指由“子行”影响到“母行”，它与相生的顺序相反。

五行中的任何一行“太过”或“不及”均可发生相乘和相侮的双向反应，我们可以认为是乘侮连锁反应；相生关系的失调，均可发生“子及母”或“母及子”的子母连累反应，我们可以认为是子母共患反应。这些均造成了事物之间或内部协调关系的破坏，导致生态平衡的失调。

总之，五行相生、相克的运动，维持了整体的平衡和稳定；五行相乘、相侮及母子相及则破坏整体的平衡和稳定。相生、相克属于正常；相乘、相侮及母子相及则属于失常。

三、五行学说的应用

（一）说明五脏生理功能及其相互关系

五行学说运用到医学领域里，首先以五行属性来概括五脏的生理特性，用相生、相克来说明五脏间的生理关系。

在五脏的生理功能方面，如肝喜条达而主疏泄，木性生发而枝叶舒畅，故以肝属木；心阳有温煦之功，火有阳热之性，故以心属火；脾为气血生化之源，土能生化万物，故以脾属土；肺具清肃之性，其气以肃降为顺，金性清肃而收敛，故以肺属金；肾主水而藏精，水润下而闭藏，故以肾属水。

五行学说还把五脏的五行属性理论，推演络绎于整个人体各种组织与功能，同时又将自然界的时令、方位、气候、色味等和人体脏腑、形体、官窍等联系起来，构成人体内外环境的统一整体，所以，五行学说用于说明五脏生理功能，还含有更广泛的意义。

五脏的功能活动不是孤立的，而是相互联系的。所以五脏的五行归属，不仅阐明了五脏的某些功能特性，而且还运用五行生克制化的理论，来说明其内在联系，即五脏之间既有相互资生的关系，又有相互制约的关系。如肾（水）之精以养肝（木），肝（木）藏血以济心（火），心（火）之阳以暖脾（土），脾（土）化生水谷精微以充肺（金），肺（金）清肃下行以助肾（水），这就是五脏之间相互资生的关系。肺（金）气清肃下降，可抑制肝（木）阳的上亢；肝（木）气条达，能疏散脾（土）气的壅郁；脾（土）的运化，可防止肾（水）开阖失常；肾（水）阴的滋润，可制约心（火）阳的亢烈；心（火）的阳热，可以防止肺（金）气的过于清肃，这就是五脏之间相互制约的关系。

（二）说明五脏病变及其相互影响

五行学说不仅可用以说明在生理情况下五脏之间的互相联系，而且也可用以说明在病理情况下五脏之间的互相影响。以五行学说来说明五脏疾病的传变，可以分为相生关系的传变和相克关系的传变两个方面。

相生关系的传变，即母子相传。如肾属水，肝属木，水能生木。若肾水不足，不能滋养肝木，形成肝肾阴虚而肝阳上亢的“水不涵木”证，即属母病及子。再如，肝属木，心属火，木能生火。若心火旺盛，然后累及肝脏，引动肝火，从而形成心肝火旺证，即属子病犯母。相克关系的传变，即乘侮相传。如肝属木，脾属土，木能克土。若木气亢盛，肝气横逆，犯胃犯脾，而形成肝胃（脾）不和证，即属木乘土；若木气不足，肝疏泄失司、脾土壅塞、运化不行，土反侮木，产生木虚土侮病证。再如，肺属金，肝属木，金能克木，若肝火旺盛，上逆而影响于肺，形成肝火犯肺证，即属木侮金。

总之，五行学说认为五脏病变时的相互传变，可以用五行间的母子相及与乘侮关系来阐明。但是，必须指出，在疾病的情况下，由于受邪的性质不同，患者正气的强弱，以及各种疾病本身发生发展规律的差异，所以疾病的传变，也并不会完全按照五行的生克次序相传。因此，应从实际情况出发，才能真正把握住疾病的传变规律，有效地做好调护和防治工作。

（三）指导疾病的诊断

人体内脏有病时，可以反映到体表相应的组织器官，出现色泽、声音、形态、气味、脉象等方面的异常变化。由于色、音、味等都可用五行进行归类，与五脏都有特定的联系，所以在临床上，可以综合四诊所得的病情资料，根据五行所属及其生克正常或异常的变化规律，对某些疾病作出诊断或推断病情的发展变化趋势。用五行学说指导临床诊断，主要有两个方面，一是用五行归类指导四诊资料的归纳判断，如患者面现青色，喜食酸味，脉见弦象，可以诊断为肝病；二是用五行间的关系推断病情，如脾虚的病人，面见青色，为木来乘土；心脏病的患者，面见黑色，为水来乘火等等。

（四）指导疾病的治疗

疾病的发生发展和演变，与五脏生克关系失常有密切关系，因此，在治疗疾病时，应从五行学说的角度出发，采取相应的措施。

1. 早期治疗

按照五行学说的基本原理，一脏受邪，可以相互影响或传变。《难经》关于“见肝之病，则知肝当传之于脾，故先实其脾气”之论，就是根据五行的生克关系指导治疗的。肝病之后，不仅可以传脾，木气克伐脾土，波及脾胃，还可能木气侮金，则肺脏受损；母病及子，则心肝同病；子病及母，则殃及于肾。所以，一脏有病之后，必须根据病人的具体情况，采取必要的措施和治则，防止疾病的发展和演变。

2. 综合治疗

五行学说认为，人体内部和人与自然是有机联系的整体。这一基本观点，开拓了临床治疗的诸多环节和领域。如药物的归经，治法的变通，情志的疏导等，体现了中医学辨证施治原则的灵活多样性。

比如，药物的五色、五味，五脏各有喜恶，赤色入心，黄色入脾，味酸入肝，味咸入肾等，可以作为归经用药的参考。

再如，临床上常用的“滋水涵木”、“培土生金”、“抑木扶土”、“壮水治火”等寓有非常实用价值的治疗原则和治法，都是运用五行的生克规律而优选出来的。

随着社会心理医学的不断发展，情志的疏导在治疗疾病中的地位越来越引起人们的重视。调畅情志，可以缓解肝病；减轻思想负担，可以恢复脾胃功能；喜乐（心）无常可以恐（肾）胜之（水能克火）；忧思（脾）不解者可以怒（肝）激之（木能克土）。如此案例，在古典医籍中不胜枚举。

综上所述，阴阳学说与五行学说，都属于我国古代唯物辩证观的哲学范畴。二者各有特点，但又是相辅相成，综合运用，相互联系，不可分割的。如在探讨脏腑功能时，不仅要明确脏腑之间或脏腑本身的阴阳属性，还需明确脏腑之间确实存在着相互生克制化的关系。阴阳五行学说的结合，不仅可以说明事物矛盾双方的一般关系，而且可以说明诸事物之间的相互联系或制约的较为具体和复杂的关系，从而有利于解释人体复杂的生命现象和病理过程。

第二章　脏象经络

脏象学说与经络学说，合称为脏象经络学说。它是中医学的人体生理学理论。其中，脏象学说，是以研究人体脏腑生理功能和病理变化为中心，结合研究脏腑与形体官窍的关系，以及脏腑和自然关系的学说，是中医学理论体系的核心；经络学说，是研究人体经络系统的组织结构、生理功能、病理变化及其与脏腑、形体官窍等相互关系的学说，是中医学理论体系的重要组成部分。

由于气、血、精、津液是构成和维持人体生命活动的基本物质，是脏腑、经络等组织器官进行生理活动的物质基础，神志又是气、血、精、津液和脏腑功能活动的产物，所以脏象经络学说的内容，主要包括四个方面：一是脏腑的解剖、生理和病理，脏腑与形体官窍的联系，脏腑间的相互关系；二是人体生命活动的基本物质，包括气、血、精、津液；三是生命活动现象的神与志；四是经络的概念、组成及功能等。

脏象学说，是最重要的学说。脏，指人体的内脏；象，指脏腑表现于外的生理功能和病理现象。所谓“脏象”，即指藏于体内的内脏所表现于外的生理功能和病理现象。

脏象学说的形成，主要有三个方面：一是古代的解剖知识。如《灵枢·经水》说：“夫八尺之士，皮肉在此，外可度量切循而得之，其死，可解剖而视之。其脏之坚脆，腑之大小，谷之多少，脉之长短，血之清浊……皆有大数。”为脏象学说的形成，在形态学方面奠定了基础。二是长期对人体生理、病理现象的观察。通过对人体生命现象的整体观察，来认识人体生理、病理规律，这是脏象学说形成的主要依据。三是医疗实践经验的积累和总结。通过医疗效果来探索和反证机体的生理病理。由此可见，脏象学说的形成，虽然有一定的古代解剖知识为基础，但形成和发展主要是以“有诸内，必形诸外”的观察、研究、分析的结果。并在阴阳五行学说的指导下形成了系统的理论。

由于脏象学说形成的基础不同，因而其基本概念往往有着特定的涵义，其内容与结构体系也有着鲜明的特点。如脏象学说中的心、肺、脾、肝、肾等脏器，就不单纯是一个解剖学的概念，更重要的则是概括了人体某一系统的生理、病理学的特定概念。因此，不能把脏象学说中的脏器组织与现代医学中的同名脏器组织完全等同起来。

第一节 脏 腑

脏腑，是内脏的总称。按照脏腑生理功能特点分为脏、腑、奇恒之府三类。脏，即心、肝、脾、肺、肾，合称五脏；腑，即胆、胃、小肠、大肠、膀胱、三焦，合称六腑；奇恒之府，包括脑、髓、骨、脉、胆、女子胞。

五脏生理功能的共同特点是化生和贮藏精气；六腑生理功能的共同特点是受盛和传化水谷。如《素问·五脏别论》说："五脏者，藏精气而不泻也，故满而不能实。六腑者，传化物而不藏，故实而不能满也。"简明扼要地概括了五脏六腑各自不同的生理功能特点，阐明了两者之间的主要区别。

奇恒之府生理功能的共同特点，与六腑又有区别。六腑和奇恒之府都是腑，但前者是受盛和传化水谷，"泻而不藏"，故名传化之腑；后者不传化水谷，且"藏而不泻"，名曰奇恒之府。可见，奇恒之府是既不同于五脏，也不同于六腑的内脏。

一、五脏

(一) 心

心位于胸中，有心包卫护于外。心的主要生理功能是主血脉；主藏神。与形体官窍的关系主要表现在：开窍于舌。心的生理功能还与面色、汗液有一定的联系。

1. 主血脉

心主血脉是指心气推动血液在脉中运行，流注全身，发挥营养和滋润的作用。脉为血之府，是血液运行的通路。脉道的通利与否，直接影响着血液的正常运行。心、脉、血三者共同组成一个循环于全身的系统，在这个系统中，心起着主导作用。只有心气才能推动血液的运行，周流全身，营养五脏六腑、形体官窍，以维持人体生命活动。因此，心气在心主血脉的生理活动中，起着十分关键的作用。若心气衰竭，推动无力，则心脏搏动消失，血行停止，人的生命也随之终结。

血液的正常运行，除了心气的推动外，还必须以血液的充盈和脉道的通利为前提条件。如果血液不足则血脉空虚；脉道不利则血行不畅。心主血脉的生理功能，实际是指心脏、脉和血液构成的相对独立系统的生理活动而言，其中任何一个环节失常均可导致心主血脉的生理功能异常。心气旺盛，血液充盈，脉道通利，血液就能正常运行，而见面色红润光泽，脉象和缓有力；若心气不足，血液亏虚，脉道不利，则血流不畅，可见面色淡白无华或晦滞，脉象细弱无力或结代；气血不行则可见面色、舌色青紫，脉象细涩或结代，胸闷或心前区憋闷，甚则刺痛等。

2. 主藏神

心主藏神是指心有主宰人体脏腑组织器官的生理活动和人体精神意识思维活动的功能。

心主宰人体脏腑组织器官的生理活动。主要是指人体五脏六腑、形体官窍的一切生理活动，都是在心的主宰下进行的。心神正常，则人体各部分的功能相互协调，维持正常生命活动。若心神失常，人体各部分功能失去统治与协调，疾病由是而生，甚至危及生命。

心主宰人体的心理活动。心理活动主要是指人的精神意识思维活动。人的精神意识思维活动是由五脏共同完成的，如《素问·宣明五气》所说：“心藏神，肺藏魄，肝藏魂，脾藏意，肾藏志。”然而在人体的精神活动中，心是主宰者。心主神志的功能正常，则精神振奋，神志清晰，思维敏捷。如果心主神志功能失常，则见精神疲惫，神志不清，思维迟钝等。根据现代医学的认识，人的精神意识思维活动是大脑的功能，即大脑对客观外界事物的反映，但脏象学说认为主要是心的生理功能。

心主藏神的功能与心主血脉的功能是密切相关的。血液是神志活动的物质基础，心血充盈，心神得到充分滋养才能正常发挥其生理功能。若心血不足，心神失养，则出现精神恍惚，思维难以集中，记忆力减退，失眠多梦等心神不宁的表现。

3. 主汗液

是指心与汗有密切关系。这种关系的产生，是建立在心主血脉和心主藏神基础上的。由于汗是津液所化。血与津液又同出一源，均由水谷精微所化生，且津液又是血液的主要组成部分，“血汗同源”，而血为心所主，所以心亦主汗液，或称“汗为心之液”。另一方面，汗出异常，和人的精神紧张、受惊等神志活动有关，也说明汗与心有密切的关系。若心的阳气不足，轻者可出现自汗，重者就会大汗淋漓；心的阴血不足，阳气浮越而不能摄阴者，常出现盗汗；出汗过多，耗伤心血，可见到心慌、心悸等症状。

4. 其华在面

是指心的功能正常与否，常可从面部的色泽反映出来。由于面部的血脉较为丰富，全身的气血均上注于面，所以心气的盛衰，血脉的盈亏变化，均可反映于面部。如心气旺盛，血脉充盈，则面色红润光泽；心气不足，血脉空虚，则面白无华；心脉瘀阻，则面色青紫。

5. 开窍于舌

心开窍于舌，是指舌为心之外候，又称“舌为心之苗”。从经络上来说，心经的别络上行于舌，因而心的气血上通于舌，以保持舌体的生理功能。心的功能正常，则舌的味觉灵敏，活动自如，食而能知其味。心血充足，则舌质红润而有光泽。如果心有了病变，就容易从舌体上反映出来。例如：心血不足则舌质淡白；心火上炎或心阴虚时，则舌质红，甚则舌体糜烂；心血瘀滞时，则舌质紫暗或有瘀点等。

［附］ 心包络

心包络，简称心包，又称膻中，是心脏的外围组织，有保护心脏的作用。外邪犯心，常先侵犯心包络。正如《灵枢·邪客》说：“故诸邪之在于心者，皆在于心之包络。”实际上，心包络受邪所出现的病证与心是一致的。如热邪内陷，出现神昏、谵语等心神的病变，称为“热入心包”。在经络学说中，手厥阴经属于心包络，与手少阳三焦经相为表里，故心包络有时亦被称为脏。

(二) 肺

肺位于胸腔，左右各一，在人体脏腑中位置最高，故称肺为华盖。肺的主要生理功能是：主气、司呼吸；主宣发肃降；主通调水道。与形体官窍的关系主要表现在：主皮毛；开窍于鼻。

1. 主气、司呼吸

机体在新陈代谢过程中需要不断地从自然界摄取清气，排泄体内的浊气。这种机体与自然界之间的气体交换，称作呼吸。肺司呼吸，是指肺是体内外气体交换的场所。人体通过肺的呼吸，吸入自然界的清气，呼出体内的浊气，不断地吸清呼浊，吐故纳新，实现机体与外界环境之间的气体交换，以保证人体新陈代谢的正常进行。肺主气，是指肺为五脏中与气关系最密切的内脏。主要体现在两个方面：一是气的生成。因为肺吸入的清气是人体气的主要来源之一。二是对全身气机的调节作用。肺有节律的呼吸，对全身之气的升降出入运动起着重要的调节作用。

综上所述，肺主气主要取决于肺司呼吸的功能。肺的呼吸均匀和调，是气的生成和气机调畅的根本条件。反之，肺呼吸功能减弱，可出现呼吸无力，或少气不足以息，语言低微等气虚的症状。如果肺丧失了呼吸功能，清气不能吸入，浊气不能呼出，体内外之气不能进行交换，人的生命活动也就终结。

2. 主宣发肃降

宣发，即宣通、布散，也就是肺气向上的升宣和向外围的布散。肃降，是清肃、洁净和下降，也就是肺气向下的通降和使呼吸道保持洁净的作用。通过肺的宣发，一是排出体内的浊气；二是将水谷精微和津液输布全身，外达皮毛；三是宣散卫气，调节腠理之开合，将代谢后的津液化为汗液排出体外。通过肺的肃降，一是吸入自然界清气；二是将水谷精微和津液向下向内布散，代谢后成为尿液；三是肃清其本身和呼吸道内的异物，以保持呼吸道洁净、通畅。

肺的宣发和肃降，是两种相反的运动。在生理情况下，既相互制约，又相互配合，在不断运动中维持相互平衡；在病理情况下，常相互影响。宣发和肃降正常，则气道通畅，呼吸调匀。如果二者失去协调，就会发生“肺气失宣”或“肺失肃降”的病变，而出现咳喘胸闷等症。

3. 主通调水道

通，即疏通；调，即调节；水道，是水液运行的通道。肺主通调水道，是指肺的宣发和肃降运动对体内水液的输布、排泄起着疏通和调节的作用。通过肺的宣发，水液向上、向外输布，布散全身，外达皮毛，代谢后以汗的形式由汗孔排泄；通过肺的肃降，水液向下、向内输送而成为尿液的生成之源，经肾的气化作用，将代谢后的水液化为尿贮存于膀胱，而后排出体外。由此可见，肺气的宣发和肃降，不但能使水液运行的道路通畅，而且在维持机体水液代谢平衡中发挥着重要的调节作用。故有“肺主行水”、“肺为水之上源”之说。如果肺失宣降，就会影响到通调水道的功能，发生水液停聚，而出现小便不利、水肿、痰饮等水液运行障碍的病变。

4. 其华在皮毛

皮毛，是一身之表，包括皮肤、汗孔、毫毛等组织，有抵御外邪，调节津液代谢、调节体温等作用。肺主皮毛，是指肺有布散水谷精微和宣发卫气于皮毛等生理功能，所以肺的生理功能正常，则皮毛润泽，皮肤致密，抵御外邪侵袭的能力也较强；反之，肺气虚，输精于皮毛和宣发卫气的功能减弱，则易出现卫表不固，抵御外邪的能力就低下，而见多汗和易于感冒，或皮毛憔悴枯槁等现象。

5. 开窍于鼻

鼻是肺呼吸的通道，所以称“鼻为肺窍”。鼻的通气和嗅觉功能，主要依赖于肺气的作用。肺气和，呼吸利，嗅觉才能正常。鼻的病理变化多与肺异常有关。如外邪袭表，肺气不宣，常出现鼻塞、流涕、嗅觉不灵等症；邪热壅肺，常出现鼻翼煽动等症。

(三) 脾

脾位于中焦，在膈之下。脾的主要生理功能是：主运化；主统血和主升清。与形体官窍的关系主要表现在：主肌肉、四肢；开窍于口；其华在唇。

1. 主运化

运，即转运输送；化，即消化吸收。脾主运化，是指脾具有把水谷化为精微，将精微物质吸收转输至全身的生理功能。脾的运化功能包括运化水谷和运化水液两个方面。

(1) 运化水谷　是指脾具有消化水谷、吸收和运输精微物质的功能。脾对饮食物的运化过程可分为三个阶段：一是帮助胃肠将饮食物消化分解成精微和糟粕两部分；二是帮助胃肠道吸收水谷精微；三是把吸收的水谷精微运输到全身。正因为脾脏具有消化饮食，化生、吸收和运输水谷精微的生理功能，而水谷精微又是人出生以后维持生命活动所需营养物质的主要来源，也是生成气血的主要物质基础，所以说脾为“后天之本”。脾的这种功能强健，习惯上又称为“脾气健运”。因此，脾气健运，才能化生精、气、血、津液以营养全身。若脾失健运，消化水谷和吸收运输水谷精微的功能减退，则出现腹胀、便溏、食欲不振，以至消瘦、倦怠乏力等气血不足的症状。

(2) 运化水液　是指脾有吸收、输布水液，防止水液在体内停滞的作用。脾对水液的运化主要表现在两个方面：一是指人体摄入的水液需经脾的吸收和转输以布散周身而发挥滋养、濡润的作用；二是指脾把各组织器官利用后的多余水液，及时转输给肺和肾，通过肺、肾的气化功能，化为汗和尿排出体外。因此，脾运化水液功能正常，既能使全身各组织器官得到水液的充分滋养，又能防止水液在体内发生不正常的停留。如果脾运化水液功能失常，必然导致水液在体内的停滞，而产生湿、痰、饮等病理产物，甚则导致水肿。

脾主运化水谷和运化水液两个方面的作用，是相互联系、密不可分的。在生理上，两者是同时进行的；在病理上，两者可以相互影响或同时并见。

2. 主统血

统，即统摄、控制之意。脾统血是指脾有统摄血液在脉内运行，不使其逸出脉外的作用。脾统血的主要机理，就是指气对血的固摄作用。因脾为气血生化之源，脾气健运，气血充盈，气旺则固摄作用正常，血液就不至于逸出脉外而致出血；反之，脾失健运，则气血化源不足，气的固摄血液的功能减退，而导致出血，临床上常见皮下出血、便血、尿血、崩漏等，称作“脾不统血”。

3. 主升清

升，是指脾气的运动特点，以上升为主；清，是指水谷精微。脾主升清，是指脾气上升，将其运化的水谷精微向上转输于心、肺、头目，通过心肺的作用化为气血，以营养全身，所以说“脾宜升则健”。脾的升清，是和胃的降浊相对而言的，脾升胃降，共同完成饮食物的消化、吸收和输布。因此，脾升清功能正常，水谷精微等营养物质才能吸收和正常输布。同时，脾气的升发，还能使机体内脏相对恒定于一定位置。若脾气不升，则水谷不能运化，气血生化无源，可出现神疲乏力，头目眩晕，腹胀、泄泻等症；脾气下陷，则可见久泄脱肛，甚或内脏下垂等病症。

4. 主肌肉、四肢

人体肌肉、四肢所需的营养，靠脾运化水谷精微以供给。脾气健运，肌肉、四肢营养充足，则肌肉丰满结实，四肢活动轻劲有力；脾失健运，肌肉、四肢营养不足，则肌肉痿软，四肢倦怠无力。

5. 开窍于口，其华在唇

脾开窍于口，是指食欲、口味等与脾的运化功能有关。脾气健运，则食欲旺盛，口味正常；若脾失健运，则可出现口淡无味、口甜、口腻等口味异常的感觉，从而影响食欲。

脾主肌肉，口为脾窍，因此，口唇的色泽变化也常能反映出脾的功能正常与否。脾气健运，气血充足，则口唇红润光泽；脾失健运，气血不足，则口唇淡白，或萎黄不泽。

(四) 肝

肝位于腹腔，横膈之下，右胁之内。肝的主要生理功能是：主疏泄和主藏血。与形体官窍的关系主要表现在：主筋；其华在爪；开窍于目。

1. 主疏泄

疏，即疏通；泄，即发散、升发。肝主疏泄，是指肝具有保持全身气机疏通畅达，散而不郁的作用。反映了肝脏主升、主动、主散的生理特点。肝的疏泄功能，主要表现在以下三个方面：

(1) 调畅气机 气机，即气的升降出入运动。肝主疏泄，对于气机的疏通、畅达、升发是一个重要的因素。人体血的运行，津液的输布，脏腑经络等组织器官的功能活动，全赖气的升降出入运动。所以肝的疏泄功能正常，则气机调畅，血的运行和津液的输布畅通无阻，脏腑经络的生理活动正常协调。如果肝失疏泄，就会导致气机郁滞不畅，出现胸胁、乳房、少腹等部位胀满疼痛不舒的症状，称为“肝气郁结”；进而导致血行障碍，而形成瘀血，症见胸胁刺痛或为癥积。气机郁滞还可导致津液的输布代谢障碍，聚而生痰，痰气交阻于咽喉，可形成“梅核气”。

(2) 调畅情志 情志活动，虽为心所主，但与肝的疏泄功能密切相关。肝的疏泄功能正常，则气机调畅，气血和平，心情舒畅。如果肝失疏泄，气机不调，就易引起情志异常变化，表现为抑郁或亢奋两个方面。肝气郁结，则见郁闷不乐，多疑善虑，甚则沉闷欲哭；肝气亢奋，则见急躁易怒，失眠多梦，目眩头晕等症。

(3) 促进消化 肝的疏泄功能，可以调畅气机，协助脾胃之气升降，促进胆汁的分泌排泄。因此，肝气疏泄实为保持脾胃正常消化功能的重要条件。如果肝失疏泄，就会导致脾胃的升降和胆汁的分泌排泄失常，从而出现食欲不振、消化不良、嗳气泛酸、脘痛腹泻，或胁下胀痛、口苦、纳食不化，甚至出现黄疸等症。

2. 主藏血

肝主藏血，是指肝有贮藏血液、调节血量及防止出血的功能。肝内贮藏一定量的血液，并根据人体活动时所需的血量而作出相应的调节。在正常生理情况下，人体各部分的血量是相对恒定的。但是随着机体活动量的增减、情绪的变化等，人体各部分的血量也随之有所改变。当机体活动剧烈、情绪激动时，人体各部分血液需要量就相应增加，肝就把所贮存的血液向机体输布，以供机体活动之所需；当人体处于安静休息状态、情绪稳定时，机体的血液需要量相应减少，这时，相对多余的血液就归藏于肝。故王冰说：“肝藏血，心行之，人动则血运于诸经，人静则血归于肝脏。”肝主藏血的另一个含义是收摄封藏血液。即肝的疏泄作用，可使气血平和调畅，血液收摄于血脉之中，循经运行，不使逸出经脉之外的作用。也就是防止出血的功能。

由于肝脏对血液有贮藏、调节和防止出血的作用，所以人体各部分的生理活动，皆与肝有密切关系。如果肝藏血功能障碍时，可出现两种情况：一是肝血不足，常见两眼昏花，筋肉拘挛，屈伸不利，妇女月经量少或经闭等；二是封藏失司，收摄无权可见到吐血、衄血、咯血，或妇女月经量多、崩漏等出血症。

3. 主筋，其华在爪

筋，即筋膜，附着于骨而聚于关节，是联系关节、肌肉的一种组织。全身的筋膜依靠肝血的滋养，才能运动有力而灵活。若肝血不足，血不养筋，即可出现手足震颤，肢体麻木，甚或痉挛等症。

爪，即爪甲，包括指甲和趾甲，甲为筋之延续，故称“爪为筋之余”。肝血的盛衰，可影响爪甲的荣枯。肝血充足，则爪甲坚韧明亮，红润光泽。肝血不足，则爪甲薄软，枯槁不泽。

4. 开窍于目

五脏六腑的精气，通过血脉运注于目，因此，目与五脏六腑都有内在联系，但其中主要是肝脏。因肝主藏血，其经脉又上联于目系。所以《灵枢·脉度》说：“肝气通于目，肝和则目能辨五色矣。”临床上肝脏有病常能影响到目。如肝血不足，则两目干涩，视物不清；肝火上炎，则目赤肿痛；肝风内动，则见目斜视、上翻等症。

（五）肾

肾位于腰部，左右各一。肾的主要生理功能是：主藏精；主水液；主纳气。与形体官窍的关系主要表现在：主骨、髓、脑；开窍于耳及二阴。肾的生理功能还与毛发的生长有一定联系。

1. 主藏精

藏，即闭藏，指肾有贮存、封藏精气的生理功能。肾主闭藏的主要生理作用是，将精气藏于肾，并促使其不断充盈，防止精气无故丢失，为精气在体内充分发挥其生理效应创造条件。精是维持人体生命活动的基本物质，也是人体生长发育及各种机能活动的物质基础。可分为“先天之精”和“后天之精”两类；“先天之精”禀受于父母，“后天之精”来源于饮食，由脾胃化生。二者相互为用，藏之于肾，成为肾中的精气，是人体生长、发育、生殖的本源。关系到人的生长、壮盛和衰老整个过程，并与生殖能力密切相关。肾藏精功能失常，则生长发育和生殖能力必然受到影响，如某些男子不育和女子不孕，以及小儿发育迟缓，筋骨痿软无力等，都是肾精不足的表现。

肾阴、肾阳是肾中精气所含的两种功能相反的成分。肾阴又叫“元阴”、“真阴”，是人体阴液的根本，对各脏腑组织起着濡润、滋养作用。肾阳又叫“元阳”、“真阳”，是人体阳气的根本，对各脏腑组织起着温煦、生化作用。二者之间相互制约、相互依存，共同维持着机体阴阳的相对平衡。如果肾阴不足，滋养濡润的功能减退，则出现五心烦热、口干咽燥、腰膝酸软等症；肾阳不足，温煦生化作用减弱，则出现面色苍白、畏寒肢冷、腰膝冷痛等全身新陈代谢降低、能量减少的表现。

由于肾阴和肾阳是脏腑阴阳的根本，所以肾阴和肾阳的盛衰，会导致脏腑阴阳的盛衰；相反，任何脏腑阴阳的虚衰，日久都会引起肾阴或肾阳的不足，临床上称之为“久病及肾”。

2. 主水液代谢

肾主水液代谢是指肾有主持和调节人体水液代谢的作用。肾对体内水液的输布调节，主要通过肾阳的气化蒸腾作用实现的。肾阳的气化正常，则开阖有度。开，水液得以输布和排泄；阖，储存一定量的水液在体内，以供生理活动需求。在正常情况下，水液自胃受纳，经脾的运化，肺的通调，肾阳的蒸化，将水液中有用的成分化生为津液运送到全身，而将代谢所产生的废液下注膀胱而排出，即升清降浊的功能。从而维持着人体水液代谢的平衡。在整个水液代谢过程中，肾脏起着主导作用。若肾阳不足，气化蒸腾功能失常，就会引起水液代谢的障碍而出现小便不利、水肿，也可表现为小便清长，尿量增多的征象。

3. 主纳气

纳，有摄纳之意。纳气，即吸气。肾主纳气，是指肾有助肺保持吸气的深度，防止呼吸浅表的作用。人体的呼吸运动，虽为肺所主，但吸入之气，必须下纳于肾，呼吸才能均匀和调，并能保持一定的深度。说明肾有配合肺完成呼吸运动的功能。故有“肺为气之主，肾为气之根”之说。若肾中精气不足，摄纳无力，就会出现呼吸浅表，或呼多吸少，动则气短等症，称为“肾不纳气”。

4. 主骨、髓、脑，其华在发

骨的生长发育，有赖于髓的充养，而髓由肾中精气所化生。肾主骨生髓的功能，实际上是肾中精气促进机体生长发育功能的一个方面。肾中精气充盈，才能充养骨髓，骨骼生长正常，功能健全；如肾中精气不足，骨髓空虚，就会出现骨软无力，小儿囟门迟闭，以及骨质脆弱，易于骨折等。

髓有骨髓、脊髓和脑髓之分，这三者均属肾中精气所化生。因此，肾中精气的盛衰，不仅影响骨的生长发育，也影响脊髓和脑髓的充盈和发育。脊髓上通于脑，故称“脑为髓海”。肾中精气充盈，髓海得养，脑的发育就健全，则思维敏捷，精力充沛，记忆力强；肾中精气不足，髓海空虚，就会出现思维迟钝，精神萎靡，记忆力减退等症。

精与血是互生的，肾精足则血旺，而毛发的润养来源于血，故称“发为血之余”。发的营养虽来源于血，但其生机根于肾气。因此，发的生长与脱落、润泽与枯槁，常与肾中的精气盛衰有关。青壮年肾的精气充沛，毛发润泽茂密；老年人肾的精气不足，毛发变白易脱落。

5. 开窍于耳及二阴

耳的听觉功能，依赖于肾精气的充养。肾的精气充足，听觉才能灵敏。如果肾的精气不足，则出现耳鸣、听力减退等症。

二阴，即前阴和后阴。前阴是排尿和生殖器官，后阴是排泄粪便的通道。尿液的排泄有赖于肾的气化，生殖机能为肾所主。而粪便的排泄，虽是大肠的传化糟粕功能，也与肾的气化有关。所以，肾阳虚，既可引起排尿异常的尿少、尿闭或尿频等症；也可出现生殖机能减退的阳痿、早泄或不孕等症。大便的排泄，也受肾的影响，肾阴不足，可致肠液枯涸而便秘；肾阳虚损，不能温煦鼓动，既可导致便秘，又可导致泄泻。

［附］ 命门

命门一词，最早见于《内经》，系指眼睛而言，如《灵枢·根结》说：“命门者，目也。”将命门作为内脏提出的始见于《难经》，《难经·三十六难》说：“肾两者，非皆肾也。其左者为肾，右者为命门。”后世医家则有不同的认识，明代张介宾说：“命门为元气之根，水火之宅，五脏之阴气非此不能滋，五脏之阳气非此不能发。”认为命门包括肾阴肾阳两个方面。明代赵献可则认为命门在“两肾各一寸五分之间”，并提出命门火即人体阳气。从临床来看，命门火衰证与肾阳不足证基本一致，补命门火的药物，又多具有补肾阳的作用。因此可以认为，命门火与肾阳基本相同，所以称之为命门，无非是强调肾中阳气的重要性而已。

二、六腑

六腑，即胆、胃、小肠、大肠、膀胱、三焦的总称。六腑多为中空有腔的脏器。以传化饮食和水液为主要功能，以“泻而不藏”为其生理特点。在饮食物的消化、吸收、排泄过程中，六腑之间相互联系，密切配合，且传且化，既要及时排空其内容物，又要不停地向下传递，所以六腑皆以降为顺，以通为用。如果“通”和“降”的不及或太过，便属于病态。

（一）胆

胆居六腑之首，又隶属于奇恒之府，与肝相连，附于肝之短叶间。胆与肝的经脉相互络属，而相为表里。其主要生理功能是：藏精汁，主决断。

1. 藏精汁

精汁即胆汁，来源于肝，贮藏于胆，注入小肠，以助饮食物的消化。胆的这一功能主要是靠肝的疏泄功能来调节的。如肝的疏泄功能正常，则胆汁排泄通畅，脾胃运化功能健旺。肝的疏泄功能失常，则胆汁排泄不利，影响脾胃的运化功能，而出现胁下胀满疼痛，食欲减退，腹胀，便溏等症。若胆汁上逆、外溢，还可见到口苦、呕吐黄绿苦水、黄疸等病理现象。

2. 主决断

是指胆与人的勇怯有关。所以，胆气虚则怯，善太息，或数谋虑而不能决断。所以临床对某些惊悸，惕而不安，虚怯，失眠，入睡易惊，幻听，幻视等精神、情志病变，常从胆论治。

胆的主要功能是贮存和排泄胆汁，胆汁直接参与饮食物的消化，故胆为六腑之一；又因胆本身无传化饮食物的生理功能，内藏精汁，与胃、肠等腑有别，故又属奇恒之府。

（二）胃

胃位于膈下，上接食道，下通小肠。分上、中、下三部。胃的上部称为上脘，包括贲门；胃的中部称为中脘，即胃体；胃的下部称为下脘，包括幽门。胃是机体对饮食物进行消化、吸收的重要脏器，与脾的经脉相互络属，而为表里。其主要生理功能是：主受纳腐熟和主顺通和降。

1. 主受纳腐熟

受纳，是接受、容纳之意。腐熟，是饮食物经过胃的初步消化，形成食糜之意。饮食入口，经过食管，容纳于胃，故称胃为“水谷之海”。胃把所受纳的饮食物腐熟消磨后，形成食糜，下传于小肠，其精微经脾的运化而营养全身。所以胃受纳、腐熟水谷的功能，必须和脾运化功能配合，才能使水谷化为精微，以化生气血津液，供养全身，所以合称脾胃为“后天之本”。

2. 主顺通和降

饮食物入胃，经过胃的腐熟后，必须下行小肠，作进一步消化，分清泌浊，其清者化为气血津液输送全身；其浊者为食物残渣下移大肠，变为大便排出体外。所以胃气以通为顺，以降为和。胃的顺通和降是继续受纳的前提条件。因此，胃失通降，就会出现食欲减退，脘腹胀闷或疼痛，以及大便秘结等症状。若胃气不降反而上逆，则可出现嗳气酸腐、恶心、呕吐、呃逆等症。

（三）小肠

小肠位于腹中，上接于胃，下接大肠。与心的经脉相互络属，而为表里。它是机体对饮食物进行消化、吸收，并输布其精微，下传糟粕的重要脏器。其主要生理功能是：主受盛化物和主泌别清浊。

1. 主受盛化物

受盛，即接受，以器盛物之意。化物，具有彻底消化、化生精微之意。受盛化物，指小肠接受胃初步消化的饮食物，进一步彻底消化，将饮食物分化为精微和糟粕两部分。

2. 主泌别清浊

泌，即分泌；别，即分别。清，指水谷之精微；浊，指食物之残渣。泌别清浊，指经小肠消化后的饮食物，分别为水谷精微和食物残渣两部分，将水谷精微和清净的水液吸收，通过脾升清散精的作用，输布全身，以供营养。将剩余的水液下注膀胱，形成尿液，排出体外。同时还将饮食物的残渣糟粕传送到大肠，形成粪便，排出体外。因此，小肠泌别清浊功能正常，则水液和糟粕各走其道，故二便正常。若小肠泌别清浊功能失常，清浊不分，则可见到大便泄泻，小便短少等症。

（四）大肠

大肠位于腹中，上接小肠，下通肛门。大肠与肺在经脉上相互络属，而为表里。其主要生理功能是：主吸收水液和主传化糟粕。

1. 主吸收水液

饮食物的残渣由小肠下注于大肠，经大肠吸收其中残余的水液，使之变化为成形的粪便。

2. 主传化糟粕

大肠将成形的粪便传送至大肠末端，经肛门排出体外。如果大肠的吸收、传化功能失常，则会出现便溏、泄泻，或大便秘结等症。

（五）膀胱

膀胱位于小腹中央，与肾之间有经脉相互络属，而为表里。其主要生理功能是：主贮藏水液和主排泄尿液。

1. 主贮藏水液

在人体水液代谢过程中，下输于膀胱的水液，有调节人体水液代谢的作用。在人体饮水不足的情况下，肾与膀胱的气化作用可使水液上升，重新利用，以补充机体的需求。

2. 主排泄尿液

尿液在膀胱内贮留到一定程度时，即可排出体外。膀胱的排尿功能也有赖于肾与膀胱的气化作用，若气化失司，则膀胱的排尿功能不利，可出现排尿不畅，甚则癃闭；若膀胱不约，则为尿频、尿急或遗尿。

（六）三焦

三焦是上焦、中焦、下焦的合称。三焦的概念有二：一是指六腑之一，即脏腑之间和脏腑内部的间隙互相沟通所形成的通道，在这一通道中运行着元气和津液。二是单纯的部位概念，即膈以上为上焦，膈至脐为中焦，脐以下为下焦。本节仅言属于六腑之一的概念，故其主要生理功能是：主通行元气和运行水液。

1. 主通行元气

元气是指人体最根本之气。元气根于肾，通过三焦而输布到五脏六腑，充沛于全身，以激发、推动各个脏腑组织的功能活动，所以说三焦是元气运行的通道。

2. 主运行水液

三焦有疏通水道，运行水液的功能，是水液升降出入的通路。全身的水液代谢，是由肺、脾、肾等脏器的协同作用而完成的，但必须以三焦为通道，才能正常地升降出入。如果三焦的水道不够通利，则肺、脾、肾等输布调节水液的功能也难以实现其应有的生理效应。所以又把水液代谢的协调平衡作用称作“三焦气化”。

三焦通行元气和运行水液的功能是相互关联的。因三焦是通行元气的道路，有总司气化的功能，而气又是依附于津液而运行的。因此，气的升降出入道路，必然也是津液的通路。所以，三焦的通利功能失常，既可导致气机阻滞，同时又可出现水液停聚的病理变化。

三、奇恒之府

奇恒之府，包括脑、髓、骨、脉、胆、女子胞六个脏器组织。其中胆既是六腑之一，又属奇恒之府。因为胆排泄的胆汁，直接有助于饮食物的消化，所以为六腑之一。但胆本身并没有受盛和传化水谷的功能，且藏“精汁”，有“藏”的功能，故又属奇恒之府。奇恒之府中除胆为六腑之一外，其余的都没有表里配合，也没有五行的配属，这是不同于五脏六腑的一大特点。

脉、髓、骨、胆已有论述，本节仅论述脑与女子胞。

（一）脑

1. 脑的生理特性

脑居于颅内，由髓汇聚而成，故名“髓海”。它与心、肝、肾和全身骨髓有密切的联系。脑是人体极其重要的器官，是生命的要害之所在。

2. 脑的生理功能

一是脑与精神活动有关。精神活动包括人的意识、思维、情感等。李时珍说：“脑为元神之府。”人的精神活动是大脑对外界事物的反映，虽与心、肝、肾等脏密切相关，但都是通过精血作为物质基础而表现于脑的功能活动上。若精血充沛，则精神旺盛、思维敏捷；若精血不足，脑失清灵，则萎靡不振、反应迟钝。

二是脑与人的记忆、听觉、视觉、嗅觉以及言语等功能有关。现代医学认为，人的各种感觉中枢和运动中枢都在脑中。凡健忘，耳鸣、耳聋，目眩、目盲，嗅觉不灵，语言障碍等症，皆与脑的生理功能有关。

（二）女子胞

1. 女子胞的生理特性

女子胞又名胞宫，即子宫，位于小腹正中，居膀胱之后，直肠之前，下口连接阴道，是女子发生月经和孕育胎儿的器官。女子胞在生理上与肾、心、肝、脾等脏及经络中的冲脉、任脉有密切关系。

2. 女子胞的生理功能

发生月经和孕育胎儿。女子胞的功能与以下三个方面的生理因素有关：一是天癸的作用。天癸是肾中精气充盈到一定程度时的产物，具有促进生殖器官成熟以及维持生殖机能的物质。因此，肾中精气充盈是维持正常月经和孕育胎儿的基本条件。二是冲、任二脉的作用。冲、任二脉，同起于胞中。冲脉能调节十二经脉的气血，有“冲为血海”之称；任脉能调节全身的阴经，有“阴脉之海”之称。十二经脉气血充盈，才能注入冲、任二脉，经过冲、任二脉的调节，注入胞宫，而发生月经。只有在气血充足时，月经才能正常，具有养育胞胎的作用。三是心、肝、脾的作用。月经的通行和胎儿的孕育，都有赖于血液充盈和调节，而心主血，肝藏血，脾生血，心、肝、脾三脏对全身血液的化生和运行有调节作用。

综上所述，女子胞的生理功能是一个复杂的生理过程，与肾、心、肝、脾、冲、任二脉关系密切。如果肾中精气不足，天癸衰少，冲、任二脉气血不足，或心、肝、脾三脏功能失调等，均可引起月经不调、经闭，或不孕等症。

四、脏腑之间的关系

人体是一个统一的有机整体，它是由脏腑、经络、形体和官窍所构成的。各脏腑、组织、器官的功能活动不是孤立的，而是整体活动的一个组成部分，他们通过经络的沟通和气血的灌注，在生理上相互联系、相互依赖，在病理上又互相影响、互相传变，形成了不可分割的统一整体。所以掌握脏腑之间的相关理论，对临床辨证论治，非常重要。

（一）脏与脏之间的关系

1. 心与肺

心与肺之间的关系，主要是心主血和肺主气、心主行血和肺主呼吸之间的关系。其中，心主血和肺主气的关系，实际上是气和血的关系。血的运行需赖气的推动，气必须靠血的运载才能输布全身。仅有血而无气的推动则血凝而不行，成为瘀血；仅有气而无血，则气无所依附而涣散不收。所以有“气为血帅，血为气母，气行则血行，气滞则血凝”之说。

心主行血和肺主呼吸是密切相关的，肺主宣发肃降和“朝百脉”，能促进心行血的作用，反之，只有正常的血液循环，才能维持肺的呼吸功能正常进行。心与肺的相互配合，从而保证了气血的正常运行，维持了人体各脏腑、组织器官的功能活动。在病理上，二者常相互影响。无论是肺气虚或肺失宣降，均可影响心的行血功能，而导致血液运行失常出现胸痛、气短、心悸、唇青舌紫等症。反之，心气不足或心脉瘀阻，也会影响肺的宣发与肃降，出现咳嗽、气短等肺气上逆的病理现象。

2. 心与脾

心与脾的关系，主要表现在血液的生成和运行方面。心主血，脾统血，脾又为气血生化之源。脾的运化功能正常，化生血液的功能旺盛，则心有所主。脾统血功能正常，则血行脉中而不逸出脉外。在病理上，心脾两脏也常互相影响，如思虑过度，不仅暗耗心血，且可影响脾的运化功能，若脾气虚弱，运化失职，血的化源不足，或脾不统血致失血，都可导致心血亏虚，而心无所主，均可表现为心悸、失眠、多梦，及食少、体倦，面色无华等为主要见症的心脾两虚的病理变化。

3. 心与肝

心与肝的关系，主要表现在行血与藏血及情志活动方面。人体的血液，化生于脾，贮藏于肝，通过心以运行全身。心的行血功能正常则肝有所藏；肝的藏血充足，则心有所主。正因为心与肝在血行方面密切相关，故在临床上往往是心慌心悸、面色不华等心血不足的病证与头晕目眩、爪甲不荣、手足振颤等肝血亏损的病证同时兼见。

心主神志，肝主疏泄，都与精神情志活动有关。因而在某些精神因素所致的病变中，心肝两脏也常互相影响，并在心肝两脏血虚、阴虚，心肝火旺病变中，心烦失眠与急躁易怒等精神症状同时并见。

4. 心与肾

心与肾的关系，主要是阴阳升降水火既济的关系。心在五行中属火，位居于上而属阳；肾在五行中属水，位居于下而属阴。在生理状态下，心火（阳）必须下降于肾，与肾阳共同温暖肾阴，使肾水（阴）不寒；肾水（阴）必须上济于心，与心阴共同滋润心阳，使心火（阳）不亢，这样心肾之间的生理功能才能协调，而称为“心肾相交”，也称“水火既济”。如果心与肾之间的协调关系受到破坏，就会产生心烦、心悸、失眠、多梦、腰膝酸软，或男子梦遗、女子梦交等心肾不交（水火未济）的病证。

5. 肺与脾

肺与脾的关系，主要表现于气的生成和津液的输布代谢两个方面。人体气的生成，主要依赖于肺的呼吸功能和脾的运化功能，肺所吸入的清气和脾胃所运化的水谷精气，是组成气的主要物质基础。因此，肺的呼吸功能和脾的运化功能是否健旺，与气的盛衰密切相关。如脾气虚损，或肺气不足，均可导致体倦乏力，少气懒言的肺脾气虚证。

在津液的输布代谢方面，肺的宣发肃降和通调水道，有助于脾的运化水液；脾的转输津液，散精于肺，不仅为肺提供了必要的营养，而且是肺通调水道的前提，如脾失健运，水液聚而成痰，影响肺的宣发和肃降，常见喘、咳、痰多等症，所以有“脾为生痰之源，肺为贮痰之器”的说法。同时，肺有病也可以影响脾脏。如肺气虚衰，宣降失职，引起水液代谢障碍，湿邪停留而困脾，导致脾气虚，而出现倦怠、腹胀、便溏，甚至水肿等病理表现，这在临床上也是常见的。

6. 肺与肝

肺与肝的关系，主要表现于气机的调节方面。肺气主降而肝气主升，二者相互协调，对维持人体气机的正常升降运动，有着重要的作用。在病理上，肺肝二脏也常相互影响。如肝气郁结，气郁化火，不但可以上灼肺阴，出现胸胁疼痛、咯血等症，而且也会影响肺的宣降，出现咳嗽、气喘等症，临床上称之为“肝火灼肺”。相反，肺失肃降，也可引起肝的升发太过，在咳嗽的同时，见到胸胁引痛胀满，头晕头痛，面红目赤等症。

7. 肺与肾

肺与肾的关系，主要表现于水液代谢和呼吸运动两个方面。肾为主水之脏，肺为水之上源，肺的宣发肃降和通调水道，有赖于肾的蒸腾气化。反之，肾的主水功能，亦有赖于肺的宣发肃降和通调水道。肺肾协调，对人体水液的正常代谢起着重要的作用。在病理上，如果肺与肾的功能失职，就会造成水液代谢的障碍。例如肺失宣肃，通调水道失职，必累及于肾，出现尿少，甚至水肿。而肾的气化失司，水气停蓄，上迫于肺，影响肺的宣降，而出现咳嗽、喘息、不得平卧等症。

在呼吸运动方面，肺主呼气，肾主纳气，肺的呼吸功能，主要是呼吸的深度需要肾的纳气作用来维持。肾气充盛，才能使肺吸入之气下纳于肾，故有“肺为气之主，肾为气之根”的说法。若肾的精气不足，摄纳无权，气浮于上，或肺气久虚，久病及肾，均可导致以气喘无力，呼多吸少，动则尤甚为主要表现的肾不纳气证。

另外，肺与肾之间的阴气也是相互资生的，肺的功能正常，则精气输布于肾，而肾阴又是一身阴液的根本，可上滋肺阴，这种关系称之为“金水相生”。故在病理上，肺阴虚可损及肾阴，肾阴虚亦不能上滋肺阴。因此，肺肾阴虚常同时并见，而出现颧红、潮热、盗汗、干咳、腰膝酸软等肺肾阴虚的病证。

8. 肝与脾

肝与脾的关系主要表现在对饮食物的消化吸收和血液的生成、贮藏方面。肝藏血而主疏泄，脾统血而主运化，为气血生化之源。肝脾两脏的关系，首先在于肝的疏泄功能和脾的运化功能之间的相互影响。脾的运化，有赖于肝的疏泄，肝的疏泄功能正常，则脾胃升降协调，脾的运化功能健旺。若肝失疏泄，就会影响脾的运化，从而引起“肝脾不和”的病理表现，可见精神抑郁，胸胁胀满，食欲不振，腹痛腹泻等症。其次，肝与脾在血的生成、贮藏、运行和防止出血等方面亦有密切的联系。脾运健旺，生血有源，统血有权，则肝有所藏；若脾虚生血不足，或脾不统血，失血过多，均可导致肝血不足。同时，肝藏血，脾统血，共同发挥防止出血的作用。若二脏统藏失司，均可导致出血，如妇女月经过多、崩漏，便血，尿血等症。

9. 肝与肾

肝与肾的关系，主要表现在肝肾精血相互滋生和相互转化方面。肝肾之间关系极为密切，有“肝肾同源”之说。肝藏血，肾藏精，肝之阴血需赖肾中精气的化生，肾之阴精也要不断得到肝血的补充，所以说精能生血，血能化精，称之为“精血同源”。在病理情况下，二者常相互影响。如果肾精亏损可导致肝血不足；反之，肝血不足，也可引起肾精亏损，故肝肾精血不足常同时存在。

由于肝肾同源，所以肝肾阴阳之间的关系也极为密切。肝肾阴阳，息息相通，相互制约，协调平衡，故在病理上见常相互影响。如肾阴不足可引起肝阴不足，阴不制阳而导致肝阳上亢，出现眩晕、头痛、急躁易怒等症，称为“水不涵木”。反之，肝阴不足，也可造成肾阴不足，相火偏亢，出现烦热，盗汗，男子遗精，女子月经不调等症。

10. 脾与肾

脾与肾的关系主要表现在后天与先天的关系。脾为后天之本，肾为先天之本。脾的运化功能，需借助于肾阳的温煦推动；而肾中精气亦有赖于脾化生水谷之精的不断充养。因此，脾与肾相互资助，相互促进，是维持人体生理活动的重要条件。在病理上，二者亦常相互影响，如肾阳不足，不能温煦脾阳，或脾阳久虚，进而损及肾阳，均可形成腹部冷痛，下利清谷或五更泄泻，腰膝酸冷，水肿等脾肾阳虚证。

(二) 脏与腑之间的关系

脏与腑的关系，实际上就是脏腑阴阳表里配合关系。由于脏属阴，腑属阳，脏为里，腑为表，一脏一腑，一阴一阳，一表一里，相互配合，通过经脉互相络属，构成了脏腑表里关系。这种关系，不仅说明了脏腑在生理上相互联系，而且也决定了脏腑在病理上的相互影响，所以掌握这种理论，对指导临床实践有着重要的意义。

1. 心与小肠

心的经脉属心而络小肠，小肠的经脉属小肠而络心，二者通过经脉的相互络属而构成了表里关系。在病理方面，如心有实火，可向下移于小肠，引起尿少、尿赤、排尿灼热涩痛等小肠实热的病证；反之，小肠有热，亦可循经上炎于心，而见心烦、舌尖红赤、口舌生疮等症。

2. 肺与大肠

肺与大肠亦是通过经脉的络属而构成表里关系。肺气的肃降，有助于大肠的传导功能保持正常；大肠的传导通畅，亦有助于肺气的清肃通利。在病理上，若大肠实热，腑气不通，则可影响肺的肃降，而产生胸满、喘咳等症。如肺气不降，津液不能下达，可见大便干燥秘结；肺气虚弱，气虚推动无力，则可见大便艰涩而不行，称之为“气虚便秘”。

3. 脾与胃

脾与胃通过经脉相互络属而构成表里关系。胃主受纳，脾主运化，二者互相配合，完成饮食物的消化吸收及其精微的输布，从而滋养全身，故称脾胃为“后天之本”。脾主升，胃主降，相反相成。脾气升，则水谷之精微得以输布；胃气降，则水谷及其糟粕才能得以下行。胃属燥土，喜润恶燥，脾属湿土，喜燥恶湿。二者一阴一阳，一纳一化，一降一升，一润一燥，从而构成阴阳相合、升降相因、燥湿相济、相反相成的协调合作关系，共同完成饮食物的受纳、腐熟、运化功能。由于脾胃在生理上的相互联系，因而在病理上也相互影响。如脾为湿困，运化失职，清气不升，即可影响胃的受纳与和降，可出现食少、恶心呕吐、脘腹胀满等症。反之，若饮食失节，食滞胃脘，胃失和降，亦可影响脾的升清与运化，可出现腹胀泄泻、倦怠等症。

4. 肝和胆

胆附于肝，有经脉互为络属，构成表里关系。在生理上，肝和胆的功能密不可分，互相协调。胆汁来源于肝，肝的疏泄功能正常，能保证胆汁排泄畅通；胆汁的排泄无阻，又有助于肝的疏泄。病理上，若肝的疏泄功能失常，就会影响胆汁的分泌与排泄；反之，若胆汁的排泄不畅，亦会影响肝的疏泄。因此，肝病常影响及胆，胆病也常波及于肝，终则肝胆同病，如肝火盛常包括胆火在内，出现胁痛、口苦、急躁易怒等症状，称之为肝胆火旺。此外，肝主谋虑，胆主决断，从思维过程来看，谋虑和决断也是密切联系的。

5. 肾与膀胱

肾与膀胱通过经脉互为络属，构成表里关系。膀胱的贮尿排尿功能与肾的关系密切，肾气有助于膀胱气化，司膀胱开合以约束尿液。肾气充足，固摄有权，膀胱开合有度，从而维持水液的正常代谢。若肾气不足，固摄无权，则膀胱开合失度，可出现小便不利或失禁、或遗尿、尿频等症。例如老年人常见的小便失禁、多尿等，即多为肾气虚弱所致。

(三) 腑与腑之间的关系

六腑，均以“传化物”为其生理功能，六腑之间的关系，主要体现在对饮食物的消化、吸收和排泄过程中的相互联系和密切配合。

饮食入胃，经胃的腐熟和初步消化，下传于小肠，小肠受盛胃腑下移的食糜，再进一步消化。胆排泄胆汁进入小肠以助消化。通过小肠的消化而泌别清浊，清者为精微物质，经脾的转输，以营养全身；其剩余的水液，吸收后，经肺的宣发肃降下输于肾，经肾的气化作用，渗入膀胱形成尿液，排出体外。其浊者为残渣糟粕，下移于大肠，经燥化和传导作用，形成粪便，由肛门排出体外。在上述饮食物的消化、吸收和排泄过程中，还有赖于三焦的气化作用。由于六腑传化水谷需要不断地受纳、消化、传导和排泄，虚实更替，宜通不宜滞，所以有“六腑以通为用”和“腑病以通为补”的说法。

因六腑之间在生理上密切联系，故在病理上亦常相互影响。如胃有实热，消灼津液，则可致大肠传导不利，使大便秘结不通；而大肠燥结，便闭不行，亦可影响胃的和降，而使胃气上逆，出现恶心、呕吐等症。再如胆火旺常可犯胃，导致胃失和降而见呕吐苦水；而脾胃湿热，熏蒸肝胆，可使胆汁外溢肌肤，引起黄疸。

第二节 气、血、精、津液

气、血、精、津液，是构成人体的基本物质，也是脏腑、经络等组织器官进行生理活动的物质基础。气，是不断运动的，极其细微的物质；血，是循行于脉内的红色液体；精，这里主要是指具有促进人体生长、发育、生殖及推动和支持生命活动的精微物质；津液，是机体一切正常水液的总称。气、血、精、津液是人体脏腑生理活动的产物，又为脏腑经络进行生理活动提供所必须的物质和能量，因此，无论在生理方面还是在病理方面，气、血、精、津液和脏腑、经络等组织器官之间始终存在着相互依存的密切关系。

气血津液学说，是研究人体基本生命物质的生成、输布及其生理功能的学说。它从整体角度来研究构成人体和维持人体生命活动的基本物质，着重揭示人体脏腑经络等生理活动和病理变化的物质基础，是中医生理学理论的重要组成部分。

一、气

（一）气的概念

气，在古代是人们对自然现象的一种朴素认识。认为气是构成世界的最基本物质，宇宙间的一切事物都是气的运动变化而产生的。这种观点应用于医学领域，就认为气是构成人体和维持人体生命活动的最基本物质。并以气的运动变化来解释人的生命活动。仅从这个范围来讲，气的概念，概括起来有两种含义：一是指构成人体和维持人体生命活动的精微物质，如水谷之气、呼吸之气等；二是指脏腑组织的生理功能，如脏腑之气、经脉之气等。但二者又是相互联系的，前者是后者的物质基础，后者为前者的功能表现。

由于人体的气分布于不同的部位，不同部位的气其来源与功能特点亦不同，因而有不同的名称，如脏腑一节中所讲的心气、肝气、脾气、肺气等。这里主要介绍元气、宗气、营气、卫气的概念。

1. 元气

元气又名原气。是人体中最基本、最重要的根源于肾的气，包括元阴、元阳之气。

元气根于肾，乃肾精所化生的肾气，其以先天之精气为基础，又赖后天脾胃化生的水谷之精气的不断培育。通过三焦分布全身，内而五脏六腑，外而肌肤腠理。

主要生理功能　一是推动人体生长发育和生殖；二是激发和调节各脏腑、经络等组织器官的生理活动。故为人体生命活动的原动力。

2. 宗气

宗气是积于胸中之气，是由肺吸入自然界的清气与脾胃化生的水谷精微结合而成。宗气积聚于胸中，贯注于心肺。上出于肺，循喉咙而走息道。

主要生理功能　一是走息道而行呼吸；二是贯心脉而行气血。

3. 营气

营气是行于脉中、具有营养作用的气。营气乃脾胃运化的水谷精气所化生，是水谷精微中富有营养的部分。通过经脉循行于全身，贯五脏而络六腑。

主要生理功能　一是化生血液；二是营养全身。

4. 卫气

卫，有“卫护”，“保卫”之义。卫气是行于脉外之气。

卫气亦由脾胃运化的水谷精气所化生，是水谷精气中较为雄厚强悍的部分。运行于脉外，它不受脉管的约束，外而皮肤肌腠，内而脏腑胸腹。

主要生理功能　一是温养作用：温养脏腑、肌肉、皮毛，以保持体温。二是调节作用：调节汗孔的开合，控制汗液的排泄，以维持体温的相对恒定。三是防御作用：护卫肌表，防御外邪的入侵。

关于营气与卫气的关系，二者均由脾胃化生的水谷精气为其主要的物质来源，皆出入脏腑，流布经络，但在性质、分布和功能上又有一定的区别。营气，其慓精粹，属阴，行于脉中，具有化生血液，营养周身之功，又称为“营阴”。卫气，其性慓疾滑利，属阳，行于脉外，具有温养脏腑，护卫肌表之能，又称为“卫阳”。

在中医学里，气的名称还有很多。例如：把体内不正常的水液，称作“水气”；把整个机体的生理功能和抗病能力，称作“正气”；把各种致病因素称作“邪气”；把中药的寒、热、温、凉四种性质和作用，称作“四气”等。由此可见，“气”在中医学里是一字多义，有作为“性质”，有作为“功能”，有作为“物质”等不同的含义。这些都和本节所论的气的概念有所区别，不可混为一谈。

（二）气的生成

人体的气，是由禀受父母的先天之精气、饮食物中的水谷精气和吸入的自然界的清气结合而成，有赖于全身各脏腑组织的综合作用。其中，肺为气之主、脾胃为气血生化之源、肾为生气之根，故气的生成与肺、脾胃和肾等脏腑的关系尤为密切。先天之精气与生俱来，来源于父母的生殖之精，是构成胚胎的原始物质。因此，胚胎自身就包含着受之于父母的先天之精气，从而成为促进人体生长发育的原动力和繁衍后代的最根本的物质基础。水谷之精气，来源于饮食物。饮食入胃，经脾的运化，其精微者由脾上输于肺，在心肺的作用下，敷布全身，成为人体气血化生的主要来源。自然界之清气，通过肺的呼吸功能进入人体，并同体内之气在肺内交换。通过不断地吸清呼浊，保证了自然界的清气源源不断地进入人体，参与了人体新陈代谢的正常进行。所以，气的生成，除与先天禀赋、后天饮食营养，以及自然环境有关外，尤其与肾、脾胃、肺等脏腑功能是否正常有密切的关系。其中以脾胃的运化功能尤为重要。因为人出生后，机体生命活动的维持和气血津液的化生，都依赖于脾胃运化的水谷精气。而先天之精气，也必须依赖于水谷精气的不断充养，才能发挥其生理效应。

（三）气的运动

气的运动称为气机。不断地运动是气的基本特性。气的运动形式，可归纳为升、降、出、入四种最基本的运动形式。升降出入运动，贯穿生命活动的始终，是人体生命的根本，气的运动一旦停止，就失去了其维持生命活动的作用，人的生命活动也就终止了。

脏腑、经络等组织器官是气升降出入运动的场所，气的升降出入运动能推动和激发人体脏腑经络的各种生理活动。所以，只有在脏腑、经络等组织器官的生理活动中，才能具体地体现气的升降出入运动。就五脏而言，心肺在上，在上者宜宣降；肝肾在下，在下者宜升；脾胃居中，连通上下，为升降的枢纽。例如：肺的呼吸和宣降，就体现了升、降、出、入四种形式。肺的宣发，把气、血、津液向上、外输布为升；肺的肃降，把水液向下输于肾为降；肺的呼气，把体内气体呼出体外为出；肺的吸气，把体外气体吸入体内为入。六腑，虽然传化物而不藏，以通为用，以降为顺。但在饮食物传化过程中，也有吸收水谷精微、津液的作用。可见，六腑的气机运动是降中寓升。不仅脏与脏，脏与腑，腑与腑之间处于升降的统一体中，而且每一脏腑本身也是升与降的统一，即升降中复有升降。总之，脏腑气机升降运动，在生理状态下，是有一定规律的，一般可体现出升已而降，降已而升，升中有降，降中有升的特点。在脏腑气机升降运动中，以肺、脾、肾三脏为重点，而肾尤为重要。

气的运动是有规律的，以升、降、出、入形式运动的气，只有在相对协调平衡状态下，才能发挥其维持人体生命活动的作用。在生理状态下，气的运动平衡协调，称为“气机调畅”。当气的运动失去这种平衡时，称为“气机失调”。由于气的运动形式是多种多样的，所以“气机失调”有多种表现形式：如气的运动受到阻碍而运行不利时，称作“气机不畅”；气的运动受阻较甚，在某些局部发生阻滞不通时，称作“气滞”；气的上升运动太过，称作“气逆”；气的上升不及或下降太过，称作“气陷”；气的外出运动太过，称作“气脱”；气不能外达而结聚于内，称作“气结”、“气郁”，甚则称作“气闭”。“气机失调”表现在脏腑上常见的有：肺失宣降，脾气下陷，胃气上逆，肾不纳气，肝气郁结，心肾不交等。

（四）气的功能

1. 推动作用

指气具有激发和推动的作用。能激发和促进人体的生长发育及各脏腑、经络等组织器官的生理活动。推动血的生成、运行，以及津液的生成、输布和排泄等，例如元气的推动作用。当气的推动作用减弱时，则影响人体的生长发育、或出现早衰，亦可使脏腑、组织生理活动减退，出现血液和津液不足，水液停滞等病理变化。

2. 温煦作用

指阳气气化生热，温煦人体的作用。气的这一功能，在人体内有着重要的生理意义。人体体温的恒定，需要气的温煦作用来维持；脏腑、经络等组织器官的生理活动，需要在气的温煦作用下进行；血和津液等液态物质，也需要在气的温煦作用下，进行正常的循环。如果气的温煦作用失常，就会出现温煦太过和不及的病证。若温煦太过，即所谓“气有余便是火”，出现发热、恶热喜冷等热象；温煦不及，即所谓“气不足便是寒”，出现畏寒喜热，体温低下，血和津液运行迟缓等寒象。

3. 防御作用

指气有卫护肌肤，抗御邪气的作用。气的防御作用，主要体现在两个方面：一是保卫全身肌表，防御外邪的侵入，例如卫气。二是驱除邪气于体外。所以，气的防御功能正常时，邪气不易入侵；或虽有邪侵入，也不易发病；即使发病，也易于治愈。当气的防御功能减弱时，机体抵御邪气的能力就要降低，一方面，机体易染疾病，另一方面，患病后难愈。所以，气的防御功能与疾病的发生、发展、转归都有着密切的关系。

4. 固摄作用

是指气有对体内液态物质的固护、统摄和控制，防止其无故流失的作用。气的固摄作用主要表现在：固摄血液，防止血液逸出脉外，保证血液在脉中正常循行；固摄汗液、尿液、唾液、胃液、肠液等，控制其分泌量、排泄量，防止体液丢失；固摄精液，防止其妄泄耗损。气的固摄功能减弱，可导致体内液态物质的大量丢失。如：气不摄血，可导致各种出血，气不摄津，可导致自汗、多尿、小便失禁、流涎、泛吐清水、泄下滑脱等；气不固精，可出现遗精、早泄等症。

气的固摄作用和推动作用是相辅相成的两个方面。一方面，气推动血液的运行和津液的输布、排泄；另一方面，气又固摄着体内的液态物质，防止其无故流失。气的这两个方面的作用相互协调，从而维持着人体正常的血液循行和水液代谢的平衡。

5. 气化作用

所谓气化，是指通过气的运动而产生的各种变化。即精、气、血、津液的各种新陈代谢及其相互转化。例如：水谷精气可化生气血津液；津液经过代谢，转化成汗液和尿液；饮食物经消化和吸收后，其残渣转化为糟粕等，都是气化作用的具体表现。人体的气化运动是永恒的，存在于生命过程的始终，没有气化就没有生命。由此可见，气化运动是生命最基本的特征。如果气化作用失常，则能影响整个物质代谢的过程，影响饮食物的消化吸收，气、血、津液的生成、输布，汗液、尿液和粪便的排泄等，从而导致各种代谢异常的病变。

6. 营养作用

具有营养作用的气，主要是来源于由脾胃化生的水谷精气，以及水谷精气的精华部分营气。水谷精气和营气既能发挥营养五脏六腑、四肢百骸的作用，又可作为化生血液的基本物质，与血液共同濡养全身。气的营养作用不足，可导致全身各脏腑组织器官营养不良，也可影响血液的生成，出现气血不足等病证。

以上讨论气的六个方面的功能，这六个方面的功能在人体的生命活动中都是极为重要的，缺一不可，他们密切配合，相互为用。

二、血

（一）血的概念

血是运行于脉中而循环流注全身的富有营养和滋润作用的红色液体，是构成人体和维持人体生命活动的基本物质之一。脉是血液运行的管道，血液在脉中循环于全身，内至脏腑，外达肢节，为生命活动提供营养物质，发挥营养和滋润的作用。

（二）血的生成

水谷精微是生成血液的最基本的物质。由于脾胃化生水谷精微，所以有脾胃为“气血生化之源”的说法。从血的生化过程来说，饮食物经过脾胃的消化吸收，化生营气和津液，两者入于脉中，上注于肺脉，在肺接受吸入之清气，复注于心脉化赤为血，而运行全身。因此，脾胃功能的强弱，饮食营养的优劣，均直接影响着血液的生成。若脾胃功能长期失调，或长期饮食营养摄入不良，是形成血虚病理变化的主要原因。此外，肾藏精，肝藏血，精和血之间存在着相互资生、相互转化的关系。故肾精也是化生血液的一个重要资源，因而有“精血同源”之说。

综上所述，血液是以水谷精微中的营气和津液为主要物质基础，在以脾胃为主，配合心、肺、肝、肾等脏腑的共同作用下生成的。临床上脾胃、心肺、肝肾等脏腑，其中任何一脏腑的功能失常，都会影响血液的生成。若血的生成不足，就会出现面色苍白或萎黄，唇舌色淡，头晕耳鸣，两目干涩，心悸失眠，手足麻木，脉细弱等血虚症状。

（三）血的循行

血液循行于脉中，环周不休，运行不息。血液正常的循环，主要以气的推动、固摄和脉道的完整性与通利性为主要条件。同时，心、肺、肝、脾四脏对维持血液的正常循行也起着重要作用。心主血脉，心为血液循行的动力，血在心气的推动下循行于全身，心气的推动是否正常，在血液循环中起着十分关键的作用。肺朝百脉，血的运行，依赖气的推动，随着气的升降而运行至全身。肺主一身之气，调节着全身气机，辅助心脏，推动和调节血液的运行。脾统血，脏腑之血全赖脾气统摄，脾气健旺，则气之固摄作用也就健全，血液不会逸出脉外，引起各种出血。肝主藏血，肝具有贮藏血液和调节血量的功能。根据人体动静的不同情况，调节血流量，使脉中循环血量维持在一个恒定的水平上。同时，肝藏血的功能还起着防止出血的作用。

综上所述，血液循行是在心、肺、肝、脾等脏腑相互配合下进行的，因此，其中任何一脏功能失调，都可引起血液运行失常的病变。

（四）血的功能

血具有营养和滋润全身的生理功能。血在脉中运行，内而五脏六腑，外而皮肉筋骨，如环无端，运行不息，不断地将营养物质输送到全身各脏腑组织器官，以发挥营养和滋润的作用，维持正常的生理活动。当血的滋养作用减弱时，除脏腑功能低下外，常见到面色不华，皮肤干燥，肢体麻木等表现。

血是神志活动的主要物质基础，气血充盈，才能神志清晰，精神旺盛。所以，无论任何原因，导致血虚、血热、血瘀等，均可出现神志方面的病变。

三、精

（一）精的概念

精是构成人体的基本物质之一，也是维持人体生命活动的物质基础。精有广义和狭义之分。广义的精，泛指一切精微和作用十分重要的物质，如机体中的气、血、津液以及从饮食物中吸收的“水谷精微”等，都属于“精”的范畴，统称为“精气”。狭义的精，是指肾中所藏的生殖之精，其中包括禀受于父母的生殖之精，因其与生俱来，在出生之前已经形成，故称为“先天之精”。亦包括机体发育成熟后，自身产生的生殖之精。总之，精是对体内一切精微物质的概括，凡构成人体及体内一切具有支持生命活动和生殖机能的精微物质，统称为精。

（二）精的来源

根据精的生成来源，可将其分为两个方面。一为先天之精，一为后天之精。先天之精是指禀受于父母，与生俱来，具有生命活力，能形成胚胎构成人体的原始物质，为生命的基础。由于它与“天癸”有密切关系，因而也是繁衍后代的基本物质。故先天之精又称生殖之精，其藏于肾中。后天之精来源于水谷。水谷入胃，经脾胃运化、化生为精微物质，再经脾上输于肺，由肺输布全身，以营养人体各脏腑组织，维持人体的生命活动。其中输布到脏腑的水谷精气，成为脏腑的物质基础，故又称“脏腑之精”。脏腑之精充盛，不断补充于肾，成为肾精的组成部分。

在构成人体和营养人体的整个生命活动过程中，先天之精与后天之精虽来源和作用特点不同，但二者是相互依存、相互为用的。先天之精依赖后天之精的不断培育和充养，才能得以滋养、壮大，从而使人体完成生、长、壮、老、已的整个生命过程；而后天之精又赖先天之精的活力资助，才能不断摄入和化生，以发挥其营养全身组织器官的作用。先天之精与后天之精的相辅相成，是充分发挥其生理效应的基础。

（三）精的功能

精是人体生命的基础，又能促进人体的生长、发育与生殖，而且能化生气血，维持人体脏腑、经络等组织器官的功能活动，同时在抗御病邪，延年益寿等方面也起着重要的作用。

1. 促进生殖繁衍

人从幼年开始，肾精逐渐充盛，发育到青春时期，肾精充盛，产生一种叫“天癸”的物质，这种物质具有促进人体生殖器官发育成熟和维持人体生殖功能的作用。于时，女子出现按期排卵，男子则出现排精现象，性机能逐渐成熟，具备了生殖能力。以后，随着人从中年进入老年，肾精也由盛而逐渐衰退，天癸生成亦随之减少，以至逐渐耗竭，生殖能力也随之下降以至消失。这充分说明肾精对生殖功能起着决定性的作用，为生殖繁衍之本。如果肾藏精功能失常，就会导致性机能障碍，生殖功能低下等。

2. 促进人体生长发育

机体生、长、壮、老、已的自然规律，与肾精的盛衰密切相关。人从幼年开始，肾精逐渐充盛，则有齿更发长等生理现象。到了青壮年，肾精进一步充盛，乃至达到极点，机体也随之发育到壮盛期，身体壮实，筋骨强健。待到老年，肾精衰退，形体也逐渐衰老，全身筋骨运动不灵活，齿摇发脱。由此可见，肾精决定着机体的生长发育，为人体生长发育之根。如果肾精亏少，影响人体的生长发育，会出现生长发育障碍。如发育迟缓、筋骨痿软；成年则见未老先衰，齿摇发脱等。

3. 参与血液的生成

主要是肾中精气化生元气，能促进脾胃化生水谷精微，产生血液生成的最基本物质；其次是肾藏精，精血互生，精足血旺，精血之间存着相互滋生和相互转化的关系。

4. 抗邪抗病的作用

肾中精气充盛，则人体对外界环境变化的适应力、抗病力强，卫外固密，邪不易侵，所以说肾中精气具有抵御外邪的作用。

总之，精是构成人体和维持人体生命活动的基本物质，并关系着人体的生长发育、衰老和死亡的整个生命过程，也是养生防病，延年益寿的根本，所以要注意对精气的保养，特别是对肾精的保养，只有这样，才能保持人体健康，却病延年。

四、津液

（一）津液的概念

津液，是机体一切正常水液的总称。包括各脏腑组织器官的内在体液及其正常的分泌物，如胃液、肠液、涕、泪等。津液，同气和血一样，是构成人体和维持人体生命活动的基本物质。

津和液，同属于水液，同源于水谷精微，均赖脾胃的运化而生成。但在性状、功能及其分布部位等方面又有所不同，因而也有一定的区别。一般来说，性质清稀，流动性大，主要布散于体表皮肤、肌肉和孔窍等部位，并渗入血脉，起滋润作用者，称为津；其性较稠厚，流动性较小，灌注于骨节、脏腑、脑髓等组织，起濡养作用，称为液。津和液在运行、代谢过程中又可相互补充、相互转化，在病变过程中又相互影响，故津液常并称，一般不予严格区别，只是在"伤津"和"脱液"的辨证论治中，须加以区分。

（二）津液的代谢

津液的代谢，包括津液的生成、输布与排泄，是一个涉及多个脏腑的复杂的生理过程。《素问·经脉别论》曰："饮入于胃，游溢精气，上输于脾，脾气散精，上归于肺，通调水道，下输膀胱，水精四布，五经并行。"是对津液代谢过程的简要概括。

津液的生成，来源于饮食水谷，是通过脾胃、小肠和大肠吸收饮食水谷中的水分和营养而生成的。

津液的输布和排泄，主要与脾的转输、肺的宣降、肾的蒸腾气化以及三焦的通调水道有关。其大致过程是：津液生成之后，脾将吸收来的津液上输于肺，通过肺的宣降，其中一部分津液经肺的宣发作用输布全身而灌溉脏腑、形体诸窍、肌肤皮毛，然后带着废料通过汗孔和呼气排泄；另一部分津液则又在肺的肃降作用下，下达于肾，在肾阳的作用下，清者经三焦上输于肺而布散全身，浊者化为尿液，通过膀胱排出体外。肺、脾、肾等脏密切协作，互相调节，不断地进行津液的吸收、输布以及剩余的水分和废料的排泄，从而维持体内水液代谢的平衡。若肺、脾、肾三脏功能失调，则可影响津液的生成、输布和排泄过程，破坏津液代谢的平衡，从而导致津液的生成不足，或环流障碍，水液停滞，或津液大量丢失等病理现象。

（三）津液的功能

1. *滋润和濡养作用*

津液广泛地存在于所有脏腑、官窍等组织器官之内和组织器官之间，它不但含有大量水分，还含有丰富的营养物质，对一切组织器官起着滋润和濡养作用。一般说来，津的质地清稀，其滋润作用较明显，液的质地较为稠厚，其营养作用较明显。布散于体表的津液，滋养和保护眼、鼻、口等孔窍；渗入于血脉的津液，充养和滑利血脉，而且也是组成血液的基本物质；渗注于骨髓的津液，可滑利关节、濡润并充养骨髓、脊髓和脑髓；注入内脏组织器官的津液，濡养和滋润各脏腑组织器官。若津液生成不足，则可出现皮肤干燥，毛发枯槁，口干咽燥，唇裂鼻干，眼睛干涩，视物不清等。

2. *化生血液，调节血液浓度*

津液经孙络渗入血脉之中，成为化生血液的基本成分之一，并起着濡养和滑利血脉的作用。津液可根据血液浓度的变化，出入脉道内外，以调节血液的浓度。当血液浓度增高时，津液就渗入脉中而稀释血液；当机体的津液亏乏时，血液可从脉中渗出，以补充津液。

3. *调节机体的阴阳平衡*

人体津液的代谢，对调节机体的阴阳平衡，起着重要作用。在生理情况下，津液的代谢常随着体内的生理情况和外界气候的变化而变化，并通过这种变化来调节体内阴液与阳气之间的动态平衡。如春夏季节，气候炎热，则汗多，尿少；秋冬季节，气候寒冷，则尿多，汗少。这种生理性调节作用，保持了人与自然界的统一，维持了自身体温的相对恒定，从而达到机体阴阳的相对平衡状态。

总之，气、血、精、津液都是构成人体和维持人体生命活动的基本物质，均赖脾胃化生的水谷精微不断补充，共同作为五脏六腑、四肢百骸功能活动的物质基础。气、血、精、津液的性状及其功能，均有其各自的特点，但他们之间是互相依存，互相促进，互相转化的。

以“气”为例，有气能生血，气能行血，气能摄血的关系；以“精”为例，有精能化气，精能化血，精血互生的关系；以“津液”为例，有津液化气，津液载气等关系。

第三节　神　与　志

神，即精神，是人的精神、意识、思维活动及生命现象的综合。志，即情志，是人的情感、情绪、态度表现及对外界事物的应答反应的概括。精神与情志的表现，是脏腑生理功能和病理变化的产物，同时又主宰和影响着脏腑的功能活动。所以，研究神与志的概念、生成及其与脏腑的关系，是脏象学说的重要内容之一。

一、神

（一）神的概念

神有广义和狭义之分。广义的神，是指整个人体生命活动的外在表现。如整个人体的形象，以及面色、眼神、言语应答、肢体活动姿态等外在表现，均属于“神”的范畴。狭义的神，是指人的精神、意识、思维活动，包括魂、魄、意、志、思、虑、智等。广义的神和狭义的神，二者既是生命活动的体现，又能影响人体生理功能的协调平衡，所以，《素问·移精变气论》说：“得神者昌，失神者亡。”

（二）神的生成

神的物质基础是精。先天之精是神的基始，后天之精是神的给养，故《灵枢·本神》说：“故生之来谓之精，两精相搏谓之神。”当胚胎形成之际，就产生了生命之神，神、魂、魄也与生俱来，并随着人的成长而逐渐发展，派生出意、志、思、虑、智等精神、意识、思维活动。神虽源于先天之精，但必须依赖后天之精的滋养，《灵枢·平人绝谷》说：“故神者，水谷之精气也。”由于水谷之精微化生的精、气、血、津液，是脏腑组织活动的物质基础，只有脏腑组织功能活动正常，才能产生神和维持神的活动。所以，先天之精和后天水谷之精，足以影响人的精神、意识、思维及其生命活动。

（三）神与脏腑的关系

神是脏腑功能活动的反映，同时又能主宰和协调脏腑的功能活动。二者相互作用，有着密不可分的关系。

1. 神

心主持人的精神、意识、思维活动，并统领协调五脏六腑的生理功能和气血津液的运行。心神的作用，实际上是大脑的机能，是大脑对机体的统帅作用和对外界事物的反映。历代医家基于中医理论及长期生活实践和医疗实践经验的总结，将广义和狭义之神归心所主宰，故称心为“君主之官”。

2. 魂

魂属精神活动，归肝所藏。魂的功能，一是反映不自主的思维活动，如做梦等；二是与精神的集中和神识的清醒状态有关。故神清则魂安，神静则魂藏。若神不清静，魂不安藏，常引起神志恍惚，注意力不集中，失眠多梦及出现各种幻觉等现象。

3. 魄

魄是神功能活动的一部分，藏于肺中。魄的功能，主要是司人体本能的感觉和动作。如耳的听觉，目的视觉，鼻的嗅觉和皮肤的冷热、痛痒感觉，以及手足的运动，初生儿的吸吮和啼哭等，都与魄有关。人体这种本能的感觉和动作，是魄以精为基础的外在反映。若精血旺盛，则形健而魄全，魄全则感觉灵敏，动作灵活；精血不足，则体弱而魄衰，可表现感觉不灵敏，动作迟钝等症状。

4. 意、志、思、虑、智

意是意识、回忆，或未成定见的思维。志是志向，对事业完成的决心，或形成定见之后的存记。意、志具有萌发对事物行动的动机及其对动机存记的作用。此外，志还有对知识和经验等的存记作用。意志的功能虽分属于脾和肾，但与肾中精气的充沛与否有密切关系，如小儿精气未充盛，就尚无完善的意识、记忆功能。年老肾中精气衰少，就会出现健忘。其他病理性的健忘也多与精气不足有关。

思是反复思考，虑是深谋远虑，智是智慧。思和虑，是对事物处理或行动之前，认识事物的思维活动。智，是为达到处理事物目的所进行的思维活动。可以看出，中医学对思、虑、智的认识是符合思维活动过程和规律的。

魂、魄、意、志、思、虑、智的功能活动虽各有区别，但都以五脏所藏之精气为物质基础，其中总的主宰是心神，若心神健旺，则生命活动健全，精神意识思维正常；若心神的功能失常，则魂、魄、意、志等精神、意识、思维活动就会紊乱，生命活动必然处于不健康的状态。

二、志（情志）

（一）情志的概念

情志是指七情五志。七情即喜、怒、忧、思、悲、恐、惊七种情感变化，若将七情分属于五脏，则以喜、怒、思、悲、恐为代表，分属于心、肝、脾、肺、肾，称为五志。

（二）情志的生成

七情，人之常性，是人对外界事物的情感变化，当外界刺激作用于机体后，心神作出的应答反应。《素问·阴阳应象大论》说："人有五脏化五气，以生喜怒悲忧恐。"可见人的情志活动是脏腑功能的表现，是人体生命活动的一种本能。例如，凡满足个人需要的事物，引起肯定性质的情绪变化，统归为喜；凡不能满足或与个人的需要相违背的事物，引起否定性质的情绪，如忿怒、哀怨、痛苦、失望、凄怆等，分别可概括为怒、忧、思、悲、惊等。

情志是人对客观事物是否符合自己需要和愿望而产生的态度和体验，因此，不同的刺激，可以产生不同的情志变化，同一刺激，因人不同，也可产生不同的情志反应。由于情志作为一种主观体验的反应，它反映的不是客观事物的本身，而是反映具有一定需要和爱好的个体与客观事物的关系，所以，在外界刺激与个体的关系中，个体的需要和爱好是决定因素，这就是说，不是任何外界刺激都能对个体产生情志变化，或者一种刺激只能产生一种情志变化。究竟产生与不产生个体情志变化，产生怎样的情志变化，是条件、环境、素质、爱好及个体体验的综合。

（三）情志与脏腑的关系

人体的情志活动与脏腑功能的强弱和气血的盛衰有着密切的关系。情志活动是以五脏为主宰，以精、气、血、津液为物质基础的生命活动现象，所以，只有在脏腑安和，气血充足，津液和调的情况下，才能进行正常情志活动。由于五脏生理特点各异，所藏精气有别，所以，各脏所主情志活动自然有所侧重，心在志为喜，肝在志为怒，脾在志为思，肺在志为悲，肾在志为恐。又有忧思伤脾、悲忧伤肺、惊恐伤肾之说。当脏腑气血平和，则情志活动正常，若脏腑气血失调，功能紊乱，情志活动必然产生改变。故《灵枢·本神》说："肝气虚则恐，实则怒。""心气虚则悲，实则笑不休。"

三、神与志的关系

神与志，分而称之为精神、情志，合而称之为神志。二者是紧密联系而又有区别的人体生命活动的表现。

神与志，都是心主宰下的脏腑活动的反映，志又是神的一个组成部分。神和志虽各自分别分属于五脏，但又都统辖于心，在情志活动的全过程中，心神起着决定的作用。正如《类经·疾病类》所说："心为五脏六腑之大主，而总统魂魄，兼赅志意。故忧动于心则肺应，思动于心则脾应，怒动于心则肝应，恐动于心则肾应，此所以五志惟心所使也。"但是，必须指出，意识思维能力与先天禀赋关系密切，而情感态度变化，是个体主观体验的反映。二者是有所区别的。

神与志，都是以精气作为物质基础的，精气充盛，则神志正常，精气不足，则神志异常，人的神志表现，实际是由五脏所藏的营养物质决定的。如《灵枢·本神》说："肝藏血，血舍魂"，"脾藏营，营舍意"，"心藏脉，脉舍神"等。

神与志，体现了意识思维与感情情绪间的辩证关系。在生理上，精神支配情志，情志影响精神；在病理上，情志过激必然导致精神改变，精神改变也会导致情志异常。在日常生活中，情绪情感既可以成为意志行动的动力，也可以成为行动的阻力。如愉快的心境，干劲增大，意志坚定；不悦的心情，意志消沉，妨碍实现行为的目的。在疾病过程中，情绪的不良刺激，通过心神而影响相关脏腑，产生神志的改变，如痴呆、癫狂、惊悸、脏躁、健忘、失眠、昏迷等证，同时，调和情志，对于治疗精神异常的病证，确有重要的临床价值。这些都说明了神与志之间是相互联系，相互影响，不可分割的整体。

第四节 经络

经络是人体组织结构的重要组成部分，人体气血津液的运行，脏腑器官的功能活动与相互联系都是通过经络功能得以实现的。在经络的联络调节、运输传导作用下，人体成为一个有机的整体。

经络学说，是研究人体经络系统的组织结构、生理功能、病理变化及其与脏腑形体官窍、气血津液等相互关系的学说，是中医学理论体系的重要组成部分。

经络学说的产生和发展，与针灸学、气功学以及古代的解剖学知识的产生和发展有着直接的关系。它不仅是针灸、推拿、气功诸学科的理论基础，而且对指导中医临床各科均有十分重要的意义。

一、经络的概念、组成及功能

（一）经络的概念

经络，是经脉和络脉的总称。经，有路径之意。经脉是经络系统中的主干，多循行于深部，纵行于固定的路径。络，有网络之意。络脉是分支，深部和浅部皆有，呈纵横交错状网络全身。经脉和络脉，相互沟通联系，将人体所有的脏腑、形体、孔窍等部分紧密地联结成一个统一的有机整体。所以说，经络是人体运行气血，联络脏腑形体官窍，沟通上下内外的通路。

（二）经络的组成

经络系统由经脉、络脉及其连属部分组成。其中以经脉和络脉为主，在内连属于五脏六腑，在外连属于筋肉皮肤。经络系统主要组成如表 2—1 所示。

表 2—1　经络系统简表

- 经络系统
  - 经脉与络脉
    - 十二经脉——内属脏腑，外连支节，为每一次气血运行所必经的通道
    - 奇经八脉——十二经脉以外的重要经脉。有统率、联络和调节十二经脉的作用
    - 十二经别——从十二经脉分出，可加强十二经脉中相为表里两经之间的联系
    - 十五别络——可加强表里两经在体表的联系和渗灌气血
    - 孙　络——细小的络脉
    - 浮　络——浮现于体表的络脉
  - 内外连属
    - 内属——脏腑——同十二经脉直接络属
    - 外连
      - 十二经筋——可联缀四肢百骸，并主司关节运动
      - 十二皮部——全身皮肤划为十二个部分，分属十二经脉

1. 经脉

经脉分正经和奇经两大类，为经络系统的主要部分。此外，还有十二经别。

（1）正经　正经有十二条，即手足三阴经和手足三阳经，合称“十二经脉”，是气血运行的主要通道。十二经脉有一定的起止、循行部位和交接顺序，在肢体的分布和走向均有一定的规律，同体内脏腑有直接的络属关系。

（2）奇经　奇经有八条，即督脉、任脉、冲脉、带脉、阴跻脉、阳跻脉、阴维脉、阳维脉，合称“奇经八脉”。有统率联络和调节十二经脉的作用。

（3）十二经别　是从十二经脉分出的较大的分支。他们分别起于四肢，循行于体内脏腑深部，上出于颈项浅部。其中，阴经之经别从本经别出循行于体内，而与相为表里的阳经相合，起到加强十二经脉中相为表里两经之间的联系，并通过某些正经未能循行到的形体部位和器官，以补正经之不足。

2. 络脉

络脉有别络、浮络和孙络之分。络脉是经脉的分支，多数无一定的循行路径。

（1）别络　是较大的和主要的络脉，共有十五。其中十二经脉和任、督二脉各有一支别络，再加上脾之大络，合称“十五别络”。其主要功能是加强表里两经之间在体表的联系，并有渗灌气血的作用。

（2）浮络　是循行于人体浅表部位而常浮现的络脉。

（3）孙络　是最细小的络脉。

3. 经筋与皮部

十二经筋和十二皮部，是十二经脉与筋肉和体表的连属部分。

(1) 十二经筋　是十二经脉与筋肉的连属部分。人体的经筋是十二经脉之气“结、聚、散、络”于筋肉、关节的体系，即是十二经脉循行部位上分布于筋肉系统的总称。具有联缀百骸、主司关节运动的作用。

(2) 十二皮部　是十二经脉在体表的连属部分，即是十二经脉在体表一定部位上的反应区。

(三) 经络的功能

经络的生理功能主要表现在：运行全身气血以营养脏腑组织；联络脏腑器官以沟通上下内外；感应传导信息，调节人体各部分机能，使之协调平衡等方面。

1. 运行全身气血，营养脏腑组织

经络是气血运行的通路。人体的各脏腑组织，均需要气血的濡养，才能维持其正常的生理活动。而气血所以能通达全身，发挥其营养脏腑组织器官，抗御外邪，保卫机体的作用，则必须依赖于经络的传注。

2. 联络脏腑器官，沟通上下内外

人体是由五脏六腑、四肢百骸、五官九窍、皮肉筋骨等组成的，他们虽各有不相同的生理功能，同时又共同进行着有机的整体活动，使人体内外、上下保持协调统一，构成一个有机的整体。这种相互联系，彼此配合及有机协调，主要是依靠经络系统的联络、沟通作用实现的。由于十二经脉及其分支的纵横交叉、入里出表、通上达下，相互络属脏腑，连络肢节，奇经八脉联系沟通于十二经脉，调节盈虚，从而使人体各个脏腑，以及体表各个组织器官之间有机地联结起来，构成一个内外、表里、左右、上下彼此之间紧密联系，协调共济的统一的有机整体。

3. 感应传导信息，调节机能平衡

经络不仅有运行气血的作用，而且有感应传导的作用，所以经络也是人体的传导网。针刺或其他刺激，其感觉通过经络传导于脏腑，以达到调整脏腑功能的目的。脏腑功能活动的变化亦可通过经络的传导而反应于体表。如肝胆疾病，多见两胁疼痛；肺脏病变，常见缺盆中痛等。

经络系统可通过各种信息的传递，调节气血的运行，协调脏腑的关系，维持人体内外环境的相对平衡。当人体气血阴阳失调，经络系统的调节机能失常而发生疾病时，即可针对疾病的具体证候，运用针灸、推拿等方法，激发经络的调节作用，调整和恢复脏腑的关系和机能。

二、十二经脉

十二经脉是经络系统中的核心组成部分。经络系统中的十二经别以及络脉等都是从十二经脉中分出，彼此联系，相互配合而协同发挥作用的。

(一) 命名

十二经脉对称地分布于人体的左右两侧，分别循行于上肢或下肢的内侧或外侧，每一条经脉又分别属于一个脏或一个腑，因此，每一条经脉的名称，包括手或足、阴或阳、脏或腑三个部分。循行于上肢的为手经；循行于下肢的为足经。循行于四肢内侧面的为阴经，属脏；循行于四肢外侧面的为阳经，属腑。肢体内侧面有前、中、后之分，名称则为太阴、厥阴、少阴；肢体外侧面也有前、中、后之分，名称则分为阳明、少阳、太阳。十二经脉据此规律分别命名为：手太阴肺经、手厥阴心包经、手少阴心经、手阳明大肠经、手少阳三焦经、手太阳小肠经，足太阴脾经、足厥阴肝经、足少阴肾经、足阳明胃经、足少阳胆经、足太阳膀胱经。

（二）分布走向规律

1. 分布

十二经脉在体表的分布，有一定的规律。

（1）头部　头为诸阳之会，手足六阳经脉皆会于头。阳明经行于面部、额部；太阳经行于面颊、头顶及后项部；少阳经行于头部两侧。

（2）躯干部　手三阳经行于肩胛部。足三阳经中阳明经行于胸腹部，太阳经行于背部，少阳经行于身侧面。手三阴经均从腋下走出。足三阴经均行于腹面。

（3）四肢部　阴经行四肢的内侧，阳经行四肢的外侧。内侧为三阴经，外侧为三阳经。

上肢内侧的经脉分布：太阴在前，厥阴在中，少阴在后。

上肢外侧的经脉分布：阳明在前，少阳在中，太阳在后。

下肢内侧的经脉分布：内踝上 8 寸以下，厥阴在前，太阴在中，少阴在后；内踝上 8 寸以上，太阴在前，厥阴在中，少阴在后。

下肢外侧的经脉分布：阳明在前，少阳在中，太阳在后。

2. 走向

手足三阴三阳经脉的行走方向是有一定规律的。十二经脉的循行走向的一般规律是：手三阴经从胸腔走向手指末端，交手三阳经；手三阳经从手指末端走向头面部，交足三阳经；足三阳经从头面部走向足趾末端，交足三阴经；足三阴从足趾走向腹腔、胸腔，交手三阴经（见图 2－1）。

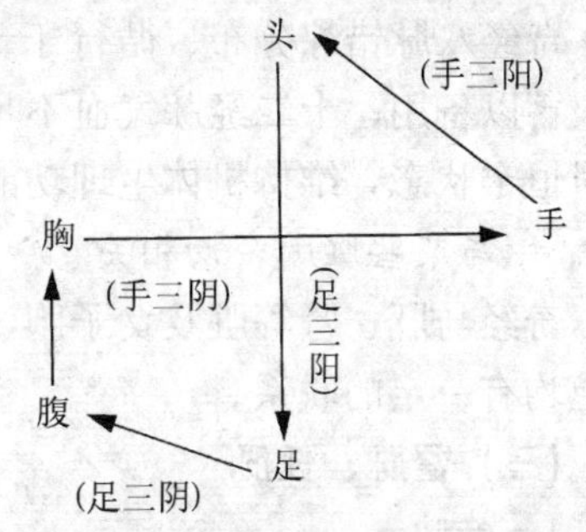

图 2－1　手足阴阳经走向规律示意图

（三）交接流注规律

十二经脉分布于人体各部，经脉中气血的运行是依次循环贯注的，即经脉在中焦受气后，上注于肺，自手太阴肺经开始，逐经依次相传于足厥阴肝经，再复注于手太阴肺经，首尾相贯，如环无端，构成十二经循环。其流注次序，见表 2－2。

表 2－2　十二经脉流注次序表

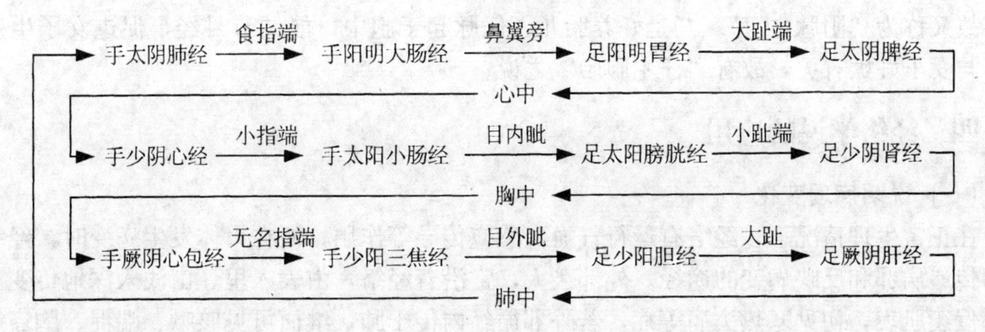

三、奇经八脉

（一）命名

奇经八脉是督脉、任脉、冲脉、带脉、阴跻脉、阳跻脉、阴维脉、阳维脉的总称，是经络系统的重要组成部分。

这八条经脉不同于十二经脉遍布全身，如上肢无奇经分布，八脉之中，除带脉横绕腰腹，冲脉一分支下行之外，其余诸脉均从下肢或少腹部上行。奇经八脉（除督脉外）不与脏腑直接络属，又无表里相配的关系，他们的分布不像十二经脉那样规则，故称“奇经”。

（二）作用

奇经八脉纵横交叉于十二经脉之间，主要有三个方面的作用：

1. 加强十二经脉的联系

奇经八脉在循行过程中，与其他各经交叉相接，加强了各条经脉之间的相互联系。如督脉“总督诸阳”，任脉为“阴脉之海”；冲脉通行上下，渗灌三阴三阳；带脉“约束诸经”；“阳维维于阳”，“阴维维于阴”等。

2. 调节十二经脉的气血

奇经八脉错综分布、循行于十二经脉之间，当十二经脉气血有余时，则流注于奇经八脉，蓄以备用；十二经脉气血不足时，可由奇经“溢出”，予以补充，从而保持正经气血的相对恒定状态，维持机体生理功能的需要。

3. 与某些脏腑密切相关

奇经与肝、肾等脏及女子胞、脑、髓等奇恒之府的关系较为密切，相互之间在生理、病理上均有一定的联系。

（三）督脉、任脉

1. 督脉

（1）循行部位　起于胞中，下出会阴，沿脊柱后面上行，至项后风府穴处进入颅内，络脑，并由项沿头部正中线，经头顶、额部、鼻部、上唇，到上唇系带（龈交）处。

（2）基本功能　督，有总管、统率的含义。一是调节阳经气血。对全身阳经起到调节作用，故又称为“阳脉之海”。二是反映脑、髓和肾的功能。与脑、髓、肾的功能密切相关。

2. 任脉

（1）循行部位　起于胞中，下出会阴，经阴阜，沿腹部和胸部正中线上行，至咽喉，上行至下颌部，环绕口唇，沿面颊，分行至目眶下。

（2）基本功能　任，有担任，妊养的含义。一是调节阴经气血。对阴经的气血有调节作用，故又称为“阴脉之海”。二是妊养胎儿。任脉起于胞中，能调节月经，促进女子生殖功能，与女子妊娠有关，故有“任主胞胎”之说。

四、经络学说的应用

（一）说明病理变化

在正常生理情况下，经络有运行气血，感应传导等作用，而在人体发生病变时，经络就成为传递病邪和反映病变的途径。外邪袭人，常沿着经络，由表入里、由浅入深地传变。如外邪侵袭肌表，初见寒热头痛等症，若外邪循经内传于肺，继而可见咳嗽、喘促、胸痛等肺病证候。

经络不仅是外邪由表入里的传变途径，也是脏腑之间病变相互影响的途径。如肝经挟胃、注肺中，所以肝病可犯胃、犯肺；肾经入肺、络心，所以肾虚水泛可凌心射肺。至于相为表里的两经，更因经脉相互络属，使表里的脏腑在病理上相互影响，如心火可下移小肠；大肠实热，腑气不通，可使肺气不利而喘咳胸满等。脏腑的病变，又可以通过经络的传导，反映到体表，表现于某些特定的部位或与其相应的孔窍。如肝气郁结常见两胁、少腹胀痛，这是因为肝经抵小腹布胁；真心痛，不仅表现为心前区疼痛，还常放射到上肢内侧尺侧缘，这是因为心经行于上肢内侧后缘之故。

其他如胃火炽盛见牙龈肿痛，肝火上炎见目赤等，都说明了通过经络的传导，反映病理变化。

（二）指导疾病诊断

由于经络有一定的循行部位和络属脏腑，因而可以反映所属脏腑的病证。临床上，可根据疾病症状出现的部位，结合循行的部位及所联系的脏腑，作为疾病诊断的依据。例如：两胁疼痛，多为肝胆疾病；缺盆中痛，常是肺的病变。又如头痛一症，痛在前额者，多与阳明经有关；痛在两侧者，多与少阳经有关；痛在后头部及项部者，多与太阳经有关；痛在巅顶者，多与厥阴经有关。在临床的实践中，还发现在经络循行的部位，或在某些穴位处，有明显的压痛或有结节状、条索状的反映物，也常有助于诊断。如肺脏有病时，可在肺俞穴出现结节，或中府穴有压痛；肠痈可在阑尾穴有压痛等。

（三）指导临床治疗

经络学说作为一种指导实践的理论，广泛地应用于临床各科，特别是对针灸、推拿和药物治疗，更具有较大的指导意义。

针灸推拿疗法，主要是对于某一经或某一脏腑病变，在其病变的邻近部位或经络循行的远端部位上取穴，通过针灸或推拿，以调整经络气血的功能活动，从而达到治疗的目的。而穴位的选取，必须首先按经络学说来辨证，断定病证属于何经后，再根据经络的循行分布路线来选定，这就是“循经取穴”。

药物治疗，也是通过经络的传导转输，才使药到病所，发挥其治疗作用。古代医家在长期的临床实践基础上，根据某些药物对某一脏腑经络或某几个脏腑经络所具有的特殊选择性的作用，创立并形成了“药物归经”理论。例如：麻黄能入肺经、膀胱经，连翘能入心经，柴胡能入肝胆经，干姜能入心、肺、脾、胃、肾经，甘草能入十二经等。金元医家张洁古、李杲还根据经络学说，创立了“引经报使”理论，如治头痛，属太阳经的可用羌活，属阳明经的可用白芷，属少阳经的可用柴胡等。引导他药归于该经络而发挥治疗作用。

此外，当前用于临床的针刺麻醉，以及耳针、面针、电针、穴位注射等治疗方法，也都是在经络的理论基础上发展起来的。因此，经络学说不仅在说明人体生理功能和病理变化上有着重要意义，而且也是指导临床诊断治疗的重要依据。

第三章 病因病机

中医学从整体观念出发，认为人体是一个有机整体，同时人体与自然环境也有着密切关系。人体自身及其与外界环境之间，维持着既对立又统一的相对动态平衡，从而保持人体正常的生命活动。当这种动态平衡因某种原因遭到破坏，而又不能立即调节恢复时，人体就会发生疾病。

所谓疾病，是指有特定病因、发病形式、病机、发病规律和转归的一种完整的过程。如感冒、麻疹、中风等。

病因是指一切破坏人体动态平衡而引起疾病的原因。

病机是疾病发生、发展与变化的机理。疾病的发生、发展与变化，与患病机体的体质强弱和致病因素的性质密切相关。由于体质不同，病邪各异，所以，疾病过程会出现多种多样的病机变化。各种疾病，各种证候或症状都有各自的病机，但从整体而言，各种病证病机变化的一般规律，总不外乎邪正相争、阴阳失调、脏腑失调、升降失常等方面。而这些内容，由于受中医学把生理学、病理学、基础医学和临床医学合为一体的学科特点影响，在阴阳、脏象、辨证等章节中已经论及，故本章涉及病机的内容只论述发病原理。

第一节 病 因

病因，就是引起疾病的原因，又称为致病因素。包括六淫、疠气、七情、饮食、劳逸、水湿痰饮、瘀血、结石、外伤、寄生虫、中毒、医过及先天因素等。研究病因的性质、致病特点及其临床表现的学说，称为病因学说。

中医学认为，任何疾病都是在一定原因的作用下，患病机体所产生的一种病态反映。因此，探求病因是诊断治疗疾病不可缺少的环节。中医认识病因，除了用询问和直接观察病因的方法（如精神刺激、外伤等）外，主要是以病证的临床表现为依据，通过分析疾病的症状、体征来推求病因，这种方法称为“辨证求因”。由于“辨证求因”是从整体观念出发，辨证地分析、探求病因，它比用询问和直接观察病因的方法应用更广泛。所以，辨证求因是中医探求病因的主要方法。

要辨清病因首先应该了解病因的致病特点，因此，学习掌握各种病因的性质和致病特点，对指导临床诊断治疗和护理，都是十分重要的。

一、六淫

六淫，即风、寒、暑、湿、燥、火六种外感病邪。风、寒、暑、湿、燥、火在正常情况下，是自然界六种正常的气候变化，称为“六气”。六气是万物生长的条件，人类在长期的生活实践中，逐渐认识了他们的变化规律和特点，同时，也产生了一定的适应能力，所以正常的六气不易使人致病。但是，当气候异常，变化急骤，机体不能与之相适应时，就会导致疾病的发生。这种情况下的六气，便称为“六淫”，淫有太过、浸淫之意。也有气候变化基本正常，因人体适应能力低下而发病者。此时对患病机体来说，正常的六气变化也称为六淫。由此可见，引起人体发病时的六气，就称为“六淫”。由于六淫是不正之气，所以又称为“六邪”。

六淫致病从现代科学角度看，除气候因素外，还包括生物（细菌、病毒等）、物理、化学等多种致病因素作用于机体所引起的病理反应。

此外，临床上还有某些并非因为六淫之邪外感，而是由于脏腑气血功能失调所产生的内风、内寒、内湿、内燥、内火五种病理反应，这五种病理反应的临床表现虽与风、寒、湿、燥、火五淫致病相似，但究其原因，不是外来之邪，而是由内而生，故称为“内生五邪”，其临床表现可见于脏腑证候之中。

（一）六淫致病的共同特点

1. 外感性　六淫邪气多从肌表、口鼻侵犯人体而发病，故有“外感六淫”之称。六淫所致疾病，又称为外感病。

2. 季节性　六淫致病常有明显的季节性。如春季多风病，夏季多暑病，长夏多湿病，秋季多燥病，冬季多寒病等。

3. 地区性　六淫致病常与居住地区和环境密切相关，如西北高原地区多寒病、燥病；东南沿海地区多湿病；久居潮湿环境多湿病等。

4. 相兼性　六淫邪气既可单独侵袭人体发病，又可两种以上相兼同时侵犯人体而致病。如风寒感冒、湿热泄泻、风寒湿痹等。

5. 转化性　六淫致病在一定条件下，其证候可发生转化。如感受风寒之邪可从表寒证转化为里热证，或一开始便表现为风热表证。

（二）六淫各自的性质及致病特点

1. 风邪

风为春季的主气，但四季皆有，故风邪引起的疾病虽以春季为多，其他季节亦可发生。风邪多从皮肤肌腠侵袭人体，从而产生外风病证。

风邪的性质及致病特点：

（1）风为阳邪，其性开泄，易袭阳位　风邪具有轻扬、升散、向上、向外的特性，故属于阳邪。其性开泄是指风邪侵犯人体易使腠理疏泄而开张。如风邪伤人，常易侵袭人体上部（头面）和肌表等阳位，使腠理开泄而见头痛、汗出、恶风等症状。

（2）风性善行而数变　“善行”是指风邪致病具有行无定处、病位游移的特性。如痹证中的“行痹”，四肢关节疼痛，游移不定，便属于风邪偏盛，故又称为“风痹”。“数变”是指风邪致病具有发病急，变化快的特点。如风疹块常起病急骤、此起彼伏、发无定处。

（3）风性主动　指风邪致病具有动摇不定的特点。大凡临床上见到的眩晕、震颤、四肢抽搐、痉挛强直等症状，均可归属在风性主动的范围。

（4）风为百病之长　长，首领之意。风为百病之长是指风邪为六淫病邪的首要致病因素，致病极为广泛，其余寒、暑、湿、燥、火诸邪多依附于风邪而侵犯人体，如外感风寒、风热、风湿、风燥等。因为风邪常为外邪致病的先导，故《素问·风论》说：“风者，百病之长也。”

2．寒邪

寒为冬季的主气，在气温较低的冬季，人体不注意防寒保暖，常易感受寒邪。此外，淋雨涉水，汗出当风或过饮寒凉之物等，均为感受寒邪的途径。寒邪伤人，有伤寒、中寒之别。寒邪伤于肌表，阻遏卫阳，称为“伤寒”；寒邪直中于里，伤及脏腑阳气，则为“中寒”。

寒邪的性质及致病特点：

（1）寒为阴邪，易伤阳气　寒为阴气盛的表现，故其性属阴。阴盛则阳病，故寒邪侵袭，最易损伤人体阳气。如寒邪伤表，卫阳被遏，就会出现恶寒；寒邪直中脾胃，脾阳受损，则脘腹冷痛，大便稀溏等。

（2）寒性凝滞　“凝滞”即凝结、阻滞不通之意。寒邪具有凝结、阻滞不通的特性，故寒邪侵犯人体会使经脉气血凝结、阻滞，从而出现各种疼痛的症状。

（3）寒性收引　“收引”，即收缩牵引之意。寒邪侵袭人体可表现为气机收敛，腠理闭塞，经络筋脉收缩而挛急的致病特点。如寒邪侵袭肌表，腠理闭塞，卫阳被遏不得宣泄，可见恶寒发热，无汗。寒客关节筋脉，使筋脉收缩拘急，可见筋脉、关节屈伸不利，拘挛作痛等。

寒邪伤阳，凝滞，收引在发病过程中是相互联系，相互影响的。

3．暑邪

暑为夏季的主气，乃火热所化。暑邪致病具有明显的季节性，主要发生在夏至以后，立秋之前。而且暑邪只有外感，没有内生。这是其独特之处。

暑邪的性质和致病特点：

（1）暑为阳邪，其性炎热　暑邪为火热之气所化，火热属阳，故暑为阳邪。其炎热特性，比其他季节火邪更甚，所以，暑邪侵犯人体，会出现一派阳热亢盛症状，如高热、面红、目赤、心烦、脉洪大等。

（2）暑性升散，易伤津耗气　暑为阳邪，主升主散，故暑邪侵犯人体，可致腠理开泄而多汗，汗多伤津，气随津泄，导致津气两虚，甚至气随津脱，故临床上在出现口渴喜饮，尿赤短少的同时，还可见到气短乏力，甚则突然昏倒，不省人事。

（3）暑多挟湿　夏季气候炎热多雨而潮湿，热蒸湿动，暑热湿气弥漫空间，故暑邪常挟湿邪侵犯人体。临床上除有发热、烦渴等暑热征象外，常兼有四肢困倦、胸闷呕恶、大便溏泄而不爽等湿阻表现。

4．湿邪

湿为长夏主气。长夏乃夏秋之交，此时阴雨连绵，湿气充斥，为一年之中湿气最盛的季节，故长夏多湿病。此外，居处潮湿或水中作业等，亦易使人感受湿邪。

湿邪的性质和致病特点：

（1）湿为阴邪，易阻遏气机，损伤阳气　湿属水气，故为阴邪。湿邪侵犯人体，留滞于脏腑经络，最易阻遏气机，使气机升降失常，出现胸闷脘痞，小便短涩，大便不爽等症。湿为阴邪，易伤阳气。五脏之中，脾为运化水液的主要脏器，性喜燥而恶湿，故湿邪侵犯人体，常先困脾，使脾阳不振，运化无权，水湿停聚，出现泄泻、尿少、水肿等症。

（2）湿性重浊　“重”，即沉重、重着之意。指湿邪致病多有沉重感，如周身酸楚，四肢困重，头重如裹等。“浊”，即秽浊之意。指湿邪为病其排泄物和分泌物等具有秽浊不清的特点。如面垢、眵多、下痢脓血粘液、小便浑浊、妇女白带过多等。

（3）湿性粘滞　“粘”，即粘腻；“滞”，即停滞。湿邪致病具有粘腻停滞的特点，主要表现在两个方面：一是症状的粘滞性。如大便不爽，小便涩滞，舌苔粘腻等。二是病程的缠绵性。表现为病程较长，反复发作，缠绵难愈，如湿疹、湿痹等。

（4）湿性趋下，易袭阴位　湿性类水，水性下行，故湿邪有下趋的特性。如湿邪所致的水肿多以下肢较为明显。此外，淋病、尿浊、带下、泄泻、痢疾等疾病，多由湿邪下注所致。

5. 燥邪

燥为秋季主气。燥邪为病，由于相兼的寒热邪气不一，又有温燥、凉燥之分。初秋有夏热之余气，燥与热相合侵犯人体，病多温燥；深秋有近冬之寒气，燥与寒凉相合侵犯人体，病多凉燥。

燥邪的性质和致病特点：

（1）燥性干涩，易伤津液　燥邪侵犯人体，最易损伤人体的津液，出现各种干燥、涩滞不利的症状。如口干唇燥，鼻咽干燥，皮肤干燥、毛发干枯不荣、小便短少、大便干结等，故《素问·阴阳应象大论》说：“燥胜则干。”

（2）燥易伤肺　肺为娇脏，喜润恶燥。肺外合皮毛，开窍于鼻，而燥邪伤人，常自口鼻皮毛而入，故燥邪最易伤肺。燥邪犯肺，耗伤肺津，宣降失司，甚则损伤肺络，从而出现干咳少痰，或痰粘难咯，或喘息胸痛，痰中带血等症。

6. 火（热）邪

火热旺于夏季，自然界中具有火之炎热特性的外邪均可称为火（热）邪。温、热、火三者属于同一性质的病邪，均为阳盛所化，故常混称为温热之邪、火热之邪。但三者之间程度不同，一般认为温为热之渐，火为热之极。就致病邪气而论，温热邪气多指外邪，如风热、风温、燥热、湿热之类；而火邪则多由内生，如心火、肝火等。

火（热）邪的性质及致病特点：

（1）火（热）为阳邪，其性炎上　火热属阳，故为阳邪。火热之邪伤人，多见壮热、烦渴、汗出、脉洪数等阳热症状。其性炎上指火热有燔灼向上的特性，如风热上壅可见头痛、耳鸣、咽喉红肿疼痛；胃火炽盛可见齿龈肿痛等。

（2）火（热）邪易扰心神　火热性躁动，与心相应。故火热之邪入于营血，尤易扰动心神，出现心烦失眠，甚者狂躁不安，神昏谵语等。

（3）火（热）邪易伤津耗气　火热之邪蒸腾于内，迫津外泄，消灼阴液，使人体阴液耗伤，故火热为病，除热象显著外，常伴有口渴喜饮、咽干口燥、小便短赤、大便秘结等症。火热之邪，最易损耗人体元气，加之迫津外泄，气随津耗，使气更伤，故临床上常兼见体倦乏力等气虚症状。

（4）火（热）邪易生风动血　火热之邪侵犯人体，易于引起肝风内动和血液妄行的病证。热邪燔灼肝经，劫耗阴液，肝阳亢奋而致肝风内动，因其由热甚引起，故又称“热极生风”。表现为壮热、神昏谵语、四肢抽搐、颈项强直、角弓反张等。另外，火热之邪可以加速血行，灼伤脉络，甚或迫血妄行，从而导致各种出血病证，如吐血、衄血、便血、尿血、皮肤发斑等。

(5) 火（热）易致肿疡　火热之邪侵犯人体血分，可聚于局部，腐蚀血肉而发为疮疡痈肿。

二、疠气

疠气，是一类具有强烈传染性的病邪。疠气又称为“疫气”、“疫毒”、“戾气”、“异气”、“乖戾之气”等。疠气引起的疾病称为“疫病”、“瘟病”或“瘟疫病”。

疠气可以通过空气传染，从口鼻而入致病，也可因饮食不洁或蚊虫叮咬而发病。

疠气致病的种类很多。如大头瘟、虾蟆瘟、疫痢、白喉、天花、霍乱、鼠疫等等，实际上包括了现代许多传染病和烈性传染病。

（一）疠气的发生和疫病流行的因素

疠气的发生和疫病的流行，与下列因素密切相关。

1. 气候反常

自然气候反常，如久旱酷热、水涝、湿雾瘴气等，均可滋生疠气而导致疾病的发生。

2. 环境污染和饮食不洁

环境卫生不良，如水源、空气污染易滋生疠气。食物污染，饮食不洁也可引起疫病发生。

3. 预防措施不力

预防隔离是防止疫病发生、控制其流行蔓延的有效措施。不注意做好预防隔离工作，会导致疫病的发生和流行。

4. 社会因素影响

社会因素对疠气的发生与疫病的流行也有一定的影响。若战乱不停，社会动荡不安，工作环境恶劣，生活极度贫困，则抗御自然灾害能力低下，均可致疠气肆虐而疫病不断发生和流行。

（二）疠气的致病特点

1. 传染性强，易于流行

疠气可通过空气、食物、接触等途径在人群中传播，具有强烈的传染性，易于引起流行。

2. 发病急骤，病情危重

人体一旦感受疠气，多迅速发病，病情危重，如不及时治疗，往往导致死亡。

3. 一气一病，症状相似

一种疠气常引起一种疫病，当一种疠气流行时其临床症状基本相似，故《素问遗篇·刺法论》说：“五疫之至，皆相染易，无问大小，症状相似。”

三、七情内伤

七情是指人的喜、怒、忧、思、悲、恐、惊七种情志变化。它是人体对客观事物和现象所作出的七种不同的情志反映，在正常情况下，一般不会使人发病。只有突然、强烈或长期持久的情志刺激，超过了人体自身生理活动的调节范围与耐受能力，使人体气机紊乱，脏腑阴阳气血失调，才会导致疾病的发生。

人体的情志活动与脏腑气血有密切的关系。情志活动的物质基础是五脏的精气津血。因此，情志活动与五脏有相对应的规律。即心在志为喜，肝在志为怒，脾在志为思，肺在志为悲，肾在志为恐。不同的情志变化对各脏腑功能活动有不同的影响。反之，脏腑气血的变化，也会影响情志的变化。

（一）七情致病的共同特点

1. 直接伤及内脏

情志活动以脏腑气血为物质基础，是由脏腑功能活动产生的。因此，不管哪种情志异常，都直接作用于内脏，导致内脏功能活动失常而发病，故称为“七情内伤”。

2. 往往影响心神

虽五脏与情志活动有相对应的关系，七情太过可损伤相应的脏腑。但人是一个有机的整体，而心主神明，为五脏六腑之大主，精神之所舍，人的七情都是外界刺激通过人的感官内传于心，由心所作出的反应，故七情太过首先伤及心神，然后影响到其他脏腑，所以心在七情发病中起着主导作用。

3. 导致病情变化

在许多疾病的演变过程中，若患者受七情刺激而引起较剧烈的情志波动，往往会使病情加重，或急剧恶化。如素有肝阳上亢的患者，若遇事恼怒，肝阳暴张，亢极化风，会突然出现眩晕昏仆，甚至不省人事，半身不遂等而发为中风病。因此，精神情志的调护是中医临床护理的一项重要内容。

心主血而藏神，肝藏血而主疏泄，脾主运化，为气血生化之源。从临床上看，七情致病以心、肝、脾三脏为多见。

（二）七情各自的致病特点

七情对内脏的直接损伤，主要是影响脏腑气机，不同的情志活动，对脏腑气机有着不同的影响，分述如下。

1. 怒则气上

是指过度愤怒，影响肝的疏泄功能，导致肝气上逆，血随气升，并走于上。临床上常可见头胀头痛，面红目赤，呕血，甚则昏厥卒倒。

2. 喜则气缓

正常情况下，喜能缓和精神紧张，使心情舒畅，血脉通利。但暴喜过度，又可使心气涣散不收，神不守舍，出现精神不集中，甚则失神狂乱等症。

3. 悲则气消

是指过度悲忧会损伤肺气，使肺气消耗，意志消沉，从而出现气短声低、倦怠乏力，精神萎靡不振等症。

4. 恐则气下

是指恐惧过度，可使肾气不固，气泄于下。临床出现二便失禁，甚至昏厥等症。

5. 惊则气乱

是指突然受惊，损伤心气，导致心气紊乱，临床出现心悸、惊慌失措等症。

6. 思则气结

是指思虑忧愁过度，导致脾气郁结，从而出现纳呆，脘腹胀满，便溏等脾不健运的症状。

七情影响脏腑气机而致病，虽然各具特点，但又不是绝对的，如惊可致气乱，有时也引起气下等等，临床应当根据具体情况辨证分析。

四、饮食、劳逸

(一) 饮食失宜

饮食是人体摄取营养，维持生命活动的最基本条件。但是，饮食失宜，又会成为致病因素。饮食失宜包括饮食不节、饮食不洁和饮食偏嗜三个方面。

1. 饮食不节

饮食以适量和有规律为宜。所谓饮食不节，包括过饥和过饱两个方面。

(1) 过饥　摄食不足，化源缺乏，日久可致气血衰少，出现面色不华，心悸气短，全身乏力等症。同时还可因为正气虚弱，抵抗力降低而继发其他病证。

(2) 过饱　暴饮暴食，超过了人体脾胃的受纳运化能力，可导致饮食阻滞，脾胃损伤，出现脘腹胀满、厌食、吐泻等症。小儿因其脾胃功能较成人为弱，又加食量不能自控，尤易发生食伤脾胃的病证。

2. 饮食不洁

饮食不洁是指进食变质或被污染的食物。饮食不洁可引起多种胃肠疾病，出现腹痛、吐泻等。或引起各种寄生虫病，如蛔虫、蛲虫、绦虫（寸白虫）等。若食物中毒，常出现剧烈腹痛、吐泻，重者可出现昏迷或死亡。

3. 饮食偏嗜

饮食要适当调节，注意饮食品种的多样化，才能使人体获得各种必需的营养物质。否则，就会造成人体内某些营养成分的过剩或不足，导致阴阳失调而发病。

所谓饮食偏嗜，是指过分爱吃某些食物。包括五味偏嗜和寒热偏嗜两个方面。

(1) 五味偏嗜　食物之味有酸、苦、甘、辛、咸的不同，五脏与五味各有其亲合性，即《素问·至真要大论》所说："酸先入肝，苦先入心，甘先入脾，辛先入肺，咸先入肾。"因而，若长期偏嗜某味的食物，就会使人体该脏之气过旺，久之则使五脏关系失调，内脏损伤，变生多种疾病。从临床实际看，偏食肥甘厚味，内生痰热，造成的病证多见，如胸痹、痈肿疮疖等。

(2) 偏寒偏热　偏嗜寒性食物和偏嗜热性食物，亦可导致疾病的发生。如过食生冷寒凉之品，可损伤脾胃阳气，寒湿内生，发生腹痛、泄泻等症；多食辛温燥热之品，则易致肠胃积热，出现口渴、腹胀、尿赤、便秘或痔疮等症。

此外，饮酒过度，也是常见的致病因素之一。中医认为，适量饮酒，可宣通血脉，舒筋活络，有益健康。用于治病，可消邪气，引药势。如果饮酒无度，或饮酒不当均可引起多种疾病。

(二) 劳逸失度

劳逸失度，是指过度劳累和过度安逸。正常的劳动和锻炼，可以增强体质。合理的休息，可以消除疲劳，不会使人发病。只有长期的过度劳累或过度安逸，才能成为致病因素而使人发病。

1. 过劳

过劳，包括劳力过度，劳神过度和房劳过度三方面。

(1) 劳力过度　是指长期的劳力过度，损耗正气，而积劳成疾。《素问·举痛论》说："劳则气耗。"临床上，一般可见少气懒言，四肢困倦，精神疲惫，形体消瘦等症。

(2) 劳神过度　指思虑、脑力劳动太过。脾在志为思，心主血脉、藏神，思虑太过可暗耗心血，损伤脾气，从而出现心悸，健忘，失眠，多梦及纳呆，腹胀，便溏等症。

(3) 房劳过度　主要指性生活不节，房事过度。房劳过度，可耗伤肾中精气，出现腰膝酸软，眩晕耳鸣，精神萎靡，或遗精、阳痿，或月经不调、不孕不育等症。

2. 过逸

过逸是指过度安逸，即长期不参加劳动，又不进行体育锻炼。过逸可致气血运行不畅，脾胃受纳运化功能减弱，从而出现食少无力，精神不振，动则心悸、气喘、汗出等症，或继发他病。

五、水湿痰饮、瘀血、结石

水湿痰饮、瘀血和结石，不同于其他病因，他们既是疾病过程中形成的病理产物，又反过来成为一种新的致病因素作用于机体，导致脏腑功能失调，继而引起多种病证。

(一) 水湿痰饮

水湿痰饮是机体水液代谢障碍所形成的病理产物。一般认为湿聚为水，积水成饮，饮凝成痰。因而就形质而言，稠浊者为痰，清稀者为饮，更清者为水，水气弥散浸渍于人体组织中的为湿。由于水湿痰饮均为津液在体内停滞而成，因而许多情况下水、湿、痰、饮并不能截然分开，故常统称为"水湿"、"水饮"、"痰湿"、"痰饮"等等。

此外，痰饮作为病理产物，有的直接视之可见，触之可及，闻之有声，如咳嗽之咯痰，喘息之痰鸣等等；也有的停滞在脏腑经络等组织中，视之不见，触之难及，闻之无声，但可通过其所表现的症状，运用辨证求因的方法确定。习惯上把前者称为有形之痰饮，后者称为无形之痰饮。

1. 水湿痰饮的形成

水湿痰饮多由外感六淫，或饮食、劳逸、七情内伤等，使肺、脾、肾、三焦等脏腑气化功能失常，水液代谢障碍，水津停滞而成。

2. 水湿痰饮的致病特点

(1) 阻滞气机，影响气血运行　水湿痰饮既可阻滞气机，影响脏腑气机升降；又可流注经络，阻碍气血的运行。如痰饮停滞于肺，使肺失宣降，可出现胸闷、咳嗽、喘促等症；痰饮流注经络，易使经络阻滞，气血运行不畅，出现肢体麻木，屈伸不利，甚至半身不遂等；水湿困阻中焦脾胃则可见脘腹胀满，恶心呕吐，大便溏泄等等。

(2) 阻碍气化，致病广泛多端　水湿痰饮停留于体内可产生许许多多的病证。如饮逆于上可见眩晕；水注于下可见足肿；湿在肌表，可见身重。尤其是痰造成的病证更为广泛，如痰迷心窍，可见神昏、痴呆；痰火扰心，可见谵妄狂躁；痰结咽喉可见咽喉中如有物梗阻的"梅核气"；痰在于胃则恶心呕吐等等。因此有"百病多由痰作祟"之说。

(3) 重浊粘滞，病情缠绵不解　水湿痰饮皆由体内津液积聚而成，同样具有湿邪重浊粘滞的特性。表现为病势缠绵，病程较长，如临床常见有水湿痰饮所致的咳喘、眩晕、中风、癫痫等，多反复发作，缠绵难愈。此外，水湿痰饮内停，舌苔多见腻苔或滑苔。

（二）瘀血

所谓瘀血，是指体内血液停滞。它既指积于体内的离经之血，又包括阻滞于血脉及脏腑内的运行不畅的血液。由于瘀血失去了正常血液的功能，有时又称为恶血、败血等。

1. 瘀血的形成

瘀血形成的原因，不外乎外邪入侵、情志所伤、饮食、劳逸及外伤等。上述病因除外伤可直接形成瘀血外，其他病因作用于人体后，只有导致脏腑功能失调，气血运行不利，才能形成瘀血。其途径主要有四种，即气虚、气滞、血寒、血热。气虚无力推动血行，血行迟滞，或气虚无力统摄血液，血逸脉外，均可形成瘀血；气滞血亦滞，故气滞常可导致血瘀；血得寒则凝，感受外寒，或阳虚内寒，均可致血凝成瘀；血液受热煎熬而粘滞，运行不畅，或热邪灼伤脉络，血逸脉外，留于体内，形成瘀血。

2. 瘀血的致病特点

瘀血形成之后，不仅失去正常血液的濡养作用，而且还会影响全身或局部血液的运行，引起多种病证。瘀血病证虽然繁多，但可归纳为以下几个共同特点：

（1）阻塞不通，肿块疼痛　瘀血阻滞，不通则痛，多表现为刺痛，拒按，痛处不移，昼轻夜重。瘀血停聚，产生肿块，常固定不移，在体表，则青紫肿胀，在体内，则多为有形癥积。

（2）血运受阻，面紫脉涩　因血液运行受阻，常表现为面色紫暗，口唇、爪甲青紫，皮肤或见紫斑，舌质紫暗，或有瘀点、瘀斑，舌下络脉青紫。脉多见细涩、沉涩或弦涩。

（3）血不归经，出血夹瘀　瘀血时血行障碍，血不归经而出血，其色紫暗，多夹有血块。

（三）结石

脏腑内形成并停留的砂石样的病理产物，称为结石。常见的结石有胆结石、肾结石、膀胱结石等。

1. 结石的形成

结石主要是由于脏腑本虚，湿热浊邪乘虚而入，蕴结积聚不散，或湿热煎熬日久而成。胆结石则常因外感或内生之湿热内阻，交蒸于肝胆；或情志失调，肝胆气郁而化热，致肝失调达，胆汁疏泄不利，湿热与胆汁互结，日久煎熬而成。肾与膀胱结石，常因饮食肥甘厚味，内生湿热，或长期饮用含有易形成结石之水，湿热浊邪流注下焦，羁留肾与膀胱，日久则湿热水浊瘀结而为肾与膀胱结石。

2. 结石的致病特点

（1）阻滞气机，易致疼痛　结石为有形病理产物，停留脏腑之内，多易阻滞气机，影响气血运行，甚至阻闭不通，不通则痛。故结石所致病证，一般可见到局部疼痛。如结石阻于肾与膀胱，可致腰痛；结石阻于胆腑，可致胁痛等。一旦结石导致通道梗阻不通，则可发生剧烈的绞痛，如胆结石发生梗阻时，可见右胁腹绞痛牵及右肩部；肾结石发生梗阻时，可见腰及少腹剧烈绞痛，并向下放射至股内侧。

（2）病程较长，症状不一　结石是湿热水浊瘀阻，日久煎熬而成，故一般形成过程较长。临床上，由于结石的大小和停留的部位不同，可产生不同的症状。一般来说，结石小，病情较轻，有的甚至可无任何症状；反之，结石大，则病情较重，症状也更为明显和复杂。

六、其他病因

（一）外伤

外伤，包括枪弹、金刃伤、跌打损伤、持重努伤、烧烫伤和冻伤等。

枪弹、金刃、跌打损伤、持重努伤等外伤，轻者引起皮肉损伤，瘀血肿痛等，重者可损伤内脏，发生骨折、大出血、虚脱等病变。

烧烫伤多由沸水、沸油、高温物品、烈火等烧烫后引起，轻者损伤肌肤，重者可损伤肌肉筋骨，甚至导致死亡。

冻伤是指人体遭受低温侵袭引起的全身性或局部性损伤，在我国北方冬季最为常见。局部性冻伤多发生在手、足、耳、鼻尖和面颊部。表现为冷麻、肿胀、痒痛灼热，或出现大小不等的水疱等。全身性冻伤，又称“冻僵”。表现为初则寒战，继则体温逐渐下降，面色苍白，唇舌指甲青紫，感觉麻木，逐渐昏迷，呼吸减弱，脉迟细。如不救治，易致死亡。

（二）虫兽伤

虫兽伤包括毒蛇、猛兽、疯狗咬伤，或蝎蜂螫伤等。轻则损伤局部，出现肿痛、出血等；重则损伤筋骨内脏，或出血过多，或严重中毒而死亡。

（三）寄生虫

进食被寄生虫卵污染的食物，或接触疫水疫土，皆可能发生寄生虫病。常见的寄生虫有蛔虫、钩虫、蛲虫、绦虫、血吸虫等。由于感染的虫类、途径和寄生的部位不同，临床表现也不相同，如蛔虫、钩虫、蛲虫、绦虫等肠道寄生虫病，常见腹痛、嗜食异物、面黄肌瘦、肛门瘙痒等症。血吸虫病晚期常因肝脾肾俱损，致气血瘀阻，水停腹中，形成蛊胀等。

（四）中毒

中毒是指误服或过服有毒性的药物或食物，临床上表现为中毒症状，并且其症状与中毒物的成分、剂量有关系。轻者表现为头晕心悸，恶心呕吐，腹痛腹泻等；重者可出现肌肉颤动，烦躁，紫绀，昏迷乃至死亡。毒性大的药物往往会引起急性中毒，发病急骤，如不及时救治，病情会迅速恶化，甚至死亡。

（五）医过及先天因素

医过是指医生的过失造成患者病情加重或滋生他疾。如语言不妥而增加病人的思想负担，加重病情，甚至产生新的病证。或因误治而引起疾病，或因操作方法不当造成新的疾患等等，都属于医过致病。

先天因素是指人未出生前因父母体质或胎儿发育过程中形成的病因。例如，父母体弱、多病、精血亏虚，则所生之子体弱易于夭折。母妊之时，调摄失常，醉酒嗜饮，忿怒惊仆，则势必会影响胎儿的发育等等。这些先天性病因实际上是指现代医学中某些先天性和遗传性的致病因素。

第二节　发　病

中医学认为，疾病是在各种致病因素的作用下，引起了人体的阴阳平衡失调、脏腑组织的损伤和生理功能的失常而发生的。疾病的发生，虽然错综复杂，但从总体来说，不外正邪两个方面。正，即正气，是人体的生理机能，主要指其对外界环境的适应能力、抗邪及康复能力。邪，即邪气，泛指各种致病因素。疾病的发生，就是在一定条件下邪正双方相互斗争的反映。

一、邪正相争在发病中的作用

（一）正气不足是发病的内在根据

中医学的发病学非常重视人体的正气。认为一般情况下，正气旺盛，邪气就难以侵入人体。即使有邪气的侵入，正气也能及时消除病邪，不使人产生疾病。即《素问遗篇·刺法论》所说："正气存内，邪不可干。"只有在正气相对不足时，邪气才会乘虚而入，使人体阴阳失调，脏腑经络功能紊乱，导致疾病的发生，即《素问·评热病论》所说："邪之所凑，其气必虚。"所以说，正气不足是机体发病的内在根据，正气的状态贯穿并影响疾病的全过程。

（二）邪气是发病的重要条件

中医学重视正气，在发病学中虽然强调正气的主导地位，但并不排除邪气的重要作用，因为邪气是发病的重要条件，而且在一定的条件下甚至可能起主导作用。如烧烫伤、化学毒剂、刀枪所伤、毒蛇咬伤等，即使正气强盛，也难免被其伤害。又如疫疠之气，因其毒性过强，人体正气一般难以抵御，故常造成多人同时受病，且病情大多危重。

总之，中医学关于人体疾病的发生原理，是从整体观念出发，既强调正气是发病的内在根据，也重视邪气在发病中的重要作用，这种具有辩证法思想的发病学说，对于疾病的防治和护理，都具有重要的指导意义。

二、影响正气的因素

影响人体正气的因素很多，但总括起来主要有环境因素、体质因素和情志因素等。

（一）环境因素

环境因素是指自然与社会环境而言，主要包括地域、生活居处与工作环境等。地域条件的差异，工作、生活环境不良及环境卫生不良等，在一定条件下都会损伤人体正气，或成为致病的邪气而使人体发病。

1．地域因素

不同的居住区域，有着不同的水土和气候，饮食习惯也有区别，对人体的正气必然有所影响，因而在发病上也有所区别。如北方气候寒冷，易损伤人体阳气，常易感受寒邪而致寒病；东南沿海，气候多潮湿温热，易见湿热为病；江湖沼泽之地的人群，可因疫水的感染而致血吸虫病；远离海洋的某些山区，人群中易患地方性甲状腺肿等。

2. 生活、工作环境因素

清洁、舒适的生活居处与工作环境，能直接影响人的身心，焕发活力，提高工作与学习效率，减少疾病的发生。反之，不良的生活、工作环境就会成为致病原因或诱发因素，从而损伤人体正气。近年来，随着工农业的迅速发展，环境治理相对滞后，由此带来的废气、废水、废渣，大量农药的施用等对大气、水源、土壤和食品的污染，也直接或间接地损害人体，影响正气，甚至直接成为致病因素，造成某些严重疾病，或者引起急性或慢性中毒。如果生活居处条件差，阴暗潮湿，空气秽浊，环境不良等，也会影响人体正气，成为导致多种疾病发生和流行的条件。

此外，很多疾病直接与职业有关，如长期从事水中作业的人，易患痹证；长期接触重金属粉尘，如果防护措施不当，易患矽肺等。

（二）体质因素

体质的强弱，直接关系到正气的强弱。体质强弱虽然受多种因素影响，但与先天禀赋密切相关，先天禀赋不同，可以形成个体的差异。一般认为，先天禀赋充足，则体质强壮，正气充沛，抗病力强，不易发病；先天禀赋不足，则体质虚弱，正气不足，抗病力差，容易发生疾病。另外，体质的特异性还决定着对某些致病因素的易感性，如肥人多痰湿，善病中风、胸痹；瘦人多火，易患劳嗽等。同时，有些疾病的发生，还多与遗传有关，如癫狂、哮证等。

（三）情志因素

情志活动是人体对外界事物的刺激产生的情感反应，属正常的精神活动范围。情志活动是内脏功能活动的表现。因此，人的精神状态，能够影响人体的正气。一般地说，精神愉快，七情调和，则脏腑功能协调，气血通畅，正气旺盛，抗病力强，人体不易发病；若精神抑郁，情志不畅，则脏腑功能失调，不仅产生内伤杂病，而且使气血运行不畅，正气相对虚弱，抗病力衰，也容易招致外邪侵袭而发病。因此，调摄精神，加强个人修养，增强对情志变化的调控能力，避免情志过激，可以增强正气，从而减少和预防疾病的发生。

第三节 病因病机学说及其应用

病因学说是研究致病因素的性质、致病特点、临床表现的学说。它的形成贯穿了整体观念的指导思想，其中“辨证求因”是病因学说的基本原则。在中医学术发展过程中，历代医家曾对病因学说提出了不同的看法，其中宋代陈无择提出的“三因学说”多为后人所沿用，且在《三因极一病证方论》中明确指出：“凡治病，必须识因，不知其因，病源无目。”强调了病因学说在诊治中的重要地位。

病机学说是研究疾病发生、发展与变化机理的学说。素为历代医家所重视。病机理论，源于《内经》，所概括的病机十九条，奠定了脏腑病机和六气病机的基础。后经历代医家的补充和完善，如汉代张仲景的《伤寒杂病论》，隋代巢元方等人所著的《诸病源候论》，明代吴又可的《瘟疫论》等，逐步形成了伤寒六经病机、瘟疫病机、气血病机、痰饮病机、脏腑虚实病机、体质病机等。通过系统整理和总结，结合运用现代自然科学方法和手段，中医病机学说中注重整体联系和运动变化的病理观有了更全面、更具体的发展。

病因学说和病机学说是密切联系的，探求病因必涉及病机，分析病机必由病因开始，所以，病因学说和病机学说相互为用，相互结合，形成了研究致病因素的性质和致病特点及疾病发生、发展与变化机理的学说，成为中医病理学的主要内容和中医基础理论的重要组成部分，对于指导疾病的诊断、养生和治疗，都有着重要的意义。

一、指导疾病的诊断

中医诊断疾病，包括病名诊断和证名诊断两个方面。也就是说，通过对病人的查看、询问、检查，掌握病情资料，然后根据中医基本理论，判断出病名，再进一步对疾病当前的病位与病因、病性等本质作出判断，并概括为某种证候，即所谓既辨病又辨证。

疾病诊断是一个复杂的过程，需综合运用中医基础理论知识和基本技能才能完成，但病因病机理论在疾病诊断中有着特殊的地位。

（一）辨证求因是诊断疾病的基础

根据病人的临床表现，判断当前的病因与性质，是探求病因的方法与目的，即前面所述的“辨证求因”。因为临床上没有无原因的证候，任何证候都是致病因素作用于人体的结果。所以，探求病因就成为诊断疾病的重要环节。前述病因如外感六淫、七情内伤、饮食劳逸、水湿痰饮等等，都是发病的必要条件，而且每种病因都有其各自的致病特点和临床表现，临床诊病时，如果病人的临床表现符合某种病因的致病特点和临床表现，就可判断为某种病因。如患者长期水中作业，出现关节疼痛沉重，屈伸不利，每遇阴雨天加重，其表现符合“湿性重着”的特点，故可判断其病因为湿邪，等等。虽然病因诊断还不是证名诊断，但他是证名诊断的一个重要组成部分。所以说，辨证求因是诊断疾病的基础。如果临床上连患病原因都找不出来，诊断也就无从谈起。

（二）抓住病机是辨证的关键

辨证的过程，就是证名诊断的过程。因为证候是疾病在某一特定阶段病理变化的总的概括。从这个意义上讲，辨证就是辨识病机。每个疾病、证候或症状，都有着自己的病机，而且在疾病的发生、发展和变化过程中，往往多种病机同时存在，交相错杂，相互影响。如邪正相争、阴阳失调、脏腑失调、气血失常等等，常在同一证候并见，但只要能熟练掌握中医基本理论及辨证方法，对一般证候的识别，还是不难掌握的。至于具体分析病机，辨识证候，将在辨证等章节中论述。

二、指导养生和治疗

病因病机学说不仅对疾病的诊断起着指导作用，对于养生和治疗，也有重要的指导意义。

（一）指导养生

养生是指保养生命。就是人们运用各种调摄方法，增强体质，提高健康水平，延缓人体衰老。养生的方法很多，但很重要的一个方面，就是要避免邪气的侵害，熟悉和掌握了病因的性质和致病特点，就可以有指导性地进行防护，以免邪气侵扰，影响健康。如顺应自然变化，冬天注意保暖防寒，避免寒邪的侵袭；夏季炎热季节注意防暑，躲避暑邪的侵扰；饮食有节，防止损伤脾胃；劳逸结合，防止过劳过逸损伤机体；调节精神情志，使心情愉快，避免七情内伤，等等。

疾病的发生发展与变化，与邪正盛衰有密切关系。疾病的过程，是病邪作用于人体引起的损害和正气抗损害这两个方面的矛盾斗争过程。在发病过程中，正气不足是疾病发生的内在根据，邪气是发病的重要条件。因此，时刻注意顾护正气，增强正气，是养生的根本措施。正气的强弱受多种因素影响，除各种致病因素会损伤正气外，人的体质、环境等都会对正气产生影响，这在具体养生实践中，都是需要认真注意的。

（二）指导治疗

任何疾病的发生，都是由一定原因引起的，通过用辨证求因的方法，找出病因，治疗也就有了根据。这种根据病因治疗的方法，称为“审因论治”。如患者病因为湿邪，可用祛湿为主的方法治疗；病因为寒邪，用祛寒的方法治疗，等等。当然，在具体实施治疗时，有些疾病仅仅找出病因，对确定治疗方法来说，还是不够全面的，必须在探求病因的基础上进一步深化，通过对病机的分析，概括判断出证候，才能真正做到“辨证论治”，这就需要综合运用病机理论作指导。

此外，在疾病的临床护理中，病因病机理论也有非常具体的指导意义。如病为寒证，就要按照温以祛寒的方法，在衣着、环境、饮食等各方面都要注意防寒祛寒，顾护阳气；七情内伤所致的病证，要注意精神调护，加强心理护理等，即所谓“辨证施护”。

第四章 诊 法

诊法，是诊察收集病情资料的方法，包括望、闻、问、切四诊。它是在中医基础理论的指导下，从整体观念出发，依据“有诸内必形诸外”的道理，通过医生的视觉、听觉、嗅觉，语言查询和手指感觉的诊察，运用司外揣内、见微知著、以常达变的基本原理，把疾病中呈现的各种症状和体征，尽可能地予以全面掌握的调查了解过程。通过四诊方法，诊察显现于外的各种现象和病人的不良感觉，就可以求得疾病的病因、性质及其内在的联系，从而为辨证论治提供依据。

第一节 望 诊

望诊是医生运用视觉观察病人的神色形态、局部表现、舌象、分泌物和排泄物色质的变化来诊察病情的方法。

中医学通过长期的临床实践观察，认识到人体的外部表现可以反映内在脏腑、气血、经络的病变。人是一个有机整体，以五脏为中心，通过经络与六腑、体表、五官、四肢密切相联，故其外部表现，特别是精神、面色、舌象的变化，与内在脏腑的虚实和气血的盛衰关系密切。当人体发生病理改变时，必然会反映于体表的相关部位，所以观察病人的外部异常表现，可以诊察内在的病变。

一、整体望诊

整体望诊，是医生在诊察病人时，首先对病人的精神、气色、形体、动态等全身表现进行总体的观察，以期对病情的轻重缓急和病变的寒热虚实、阴阳属性有一个初步的估计，为进行细致的诊察打好基础。

（一）望神

望神是通过观察人体生命活动的整体表现来判断病情的方法。

神有多种含义，此处所说的神是指机体脏腑组织功能活动和精神意识状态的综合，包括精神意识、思维活动、面色眼神、形体动态、语言呼吸和对外界的反应等各个方面。因此，也可以说神是对人体生命现象的高度概括。所以，观察病人的精神好坏、意识是否清楚、动作是否矫健协调、反应是否灵敏等方面的情况，对判断脏腑阴阳气血的盛衰和疾病的轻重预后有着重要的意义。

1. 得神

又称“有神”。其临床表现一般为神志清楚，两目精彩，呼吸平稳，语言清晰，面色荣润，肌肉不削，动作自如，反应灵敏。提示正气充足，精气充盛，机体功能正常，为健康的表现，或虽病而正气未伤，精气未衰，属病轻。

若临床表现为精神稍差，面色少华，倦怠无力，少气懒言等神气不足者，称为“少神”。提示正气不足，多见于体质虚弱，或轻病、恢复期病人。

2. 失神

又称“无神”。是精亏神衰或邪盛神乱的重病表现，可见于久病虚证和邪实病人。

因精亏神衰而失神者，其临床表现一般为精神萎靡，面色无华，两目晦暗，呼吸气微或喘促，语言错乱，形体羸瘦，动作艰难，反应迟钝，甚则神识不清。提示正气大伤，精气亏虚，机体功能严重衰减。多见于慢性久病病人，属病重。

因邪盛神乱而致失神者，其临床表现一般为壮热烦躁，四肢抽搐；或神昏谵语，循衣摸床，撮空理线；或卒倒神昏，两手握固，牙关紧闭。提示邪气亢盛，热扰神明，邪陷心包；或肝风挟痰蒙蔽清窍，阻闭经络。皆属机体功能严重障碍，气血津液失调，多见于急性病人，亦属重病。

3. 假神

是重危病人出现的精神暂时“好转”的虚假表现。其临床表现一般为久病重病本已失神，突然神识清醒，目光转亮而浮光外露，言语不休，语声清亮，欲进饮食，想见亲人，面色无华而两颧泛红如妆。其局部症状的“好转”与整体病情的恶化不相符合。提示脏腑精气极度衰竭，阴阳即将离决，属病危。常是重危病人临终前的表现，古人比作“回光返照”或“残灯复明”。

另外，临床上病人出现的焦虑恐惧，或狂躁不安，或淡漠痴呆，或卒然昏倒等精神错乱或阶段性的一过性的神志失常现象，其特点是反复发作，而缓解期不出现，称为“神乱”，可作为癫、狂、痫、脏躁等病人的诊断依据。

（二）望色

望色，主要是观察病人面部的颜色和光泽来诊断病情的方法。面部的色泽是脏腑气血的外部反映。《四诊抉微》说：“夫气由脏发，色随气华。”面部的血管丰富表浅，所以，望色泽可以了解人体气血的盛衰和疾病的发展变化。面部颜色主要有青、赤、黄、白、黑五种；光泽，指荣润或枯槁、鲜明或晦暗。望面部的色泽要区分常色与病色，现分述如下：

1. 常色

指人在正常生理状态下面部的色泽表现。我国为黄种人，其正常面色是红黄隐隐，明润含蓄，色泽微黄红润而有光泽，是健康的象征。但因个体差异或其他因素影响，常色可分为主色和客色。因个体素质差异，生来就有的基本面色，称为主色。若气候环境的不同、饮食情志的影响、职业的关系等发生正常变化的面色，可以稍黑、稍白或稍红，称为客色。但无论主色或客色，均为正常的、无病的面色。

2. 病色

即因病而发生异常改变的面色。病色除五色改变外，还具有枯槁发暗无光泽的“晦暗”和异常明显外露的“暴露”两个特点。所以，望色必须色泽合参。现就常见病色与主病分述如下：

（1）白色 主虚证、寒证、脱血、夺气。

病人面色发白，多由气虚血少，或阳虚寒盛，气血不能上充于面部脉络所致。如面色㿠白，或兼浮肿，多属阳虚；淡白而消瘦，多属血虚；突然面色苍白，伴冷汗淋漓，多为阳气暴脱的危候。里寒证剧烈腹痛或寒栗时，也可见到面色苍白。

（2）黄色 主脾虚、湿证。

病人面见黄色，多由脾虚机体失养，或湿邪内蕴，脾失运化所致。脾胃虚弱，气血生化不足，不能上荣于面，则面色萎黄。若兼水湿内停，则色黄而胖，面、目、肌肤俱黄，称为黄疸，其中黄而鲜明为阳黄，属湿热；黄而晦暗为阴黄，属寒湿。

（3）赤色 主热证，亦可见于戴阳证。

病人面见赤色，多因有热而面部脉络扩张，气血充盈所致，但亦可见于虚阳上越的病人。血得热则行速而脉络充盈，所以热证多见面赤。若满面通红，多为外感发热或脏腑阳盛之实证；午后两颧发红，多属阴虚阳亢之虚热证。另外，若久病重证，虚阳上越的戴阳证，表现为面色苍白，时而泛红如妆，属真寒假热证。

（4）青色 主寒证、疼痛、气滞、血瘀、惊风证。

病人面见青色，多由寒凝气滞，或痛则不通，或瘀血内阻，或筋脉拘急，使面部脉络血行瘀阻所致。寒盛则气血凝滞，阳气虚则血运无力，气滞血瘀，经脉必然受阻，故青色多见于寒证、气滞血瘀、痛证、惊风等。如寒盛或阳虚所致的胸腹剧痛，可见面色发青。小儿高烧，若眉间、鼻柱、口唇四周呈青色，多为惊风或欲作惊风之兆。

（5）黑色 主肾虚、寒证、水饮、血瘀。

病人面色发黑，多因肾阳虚衰，水寒内盛，血失温养，脉络拘急，血行不畅所致。面色黑而暗淡，多见于肾虚水泛；面色黑而干焦，多为肾精久耗；目眶发黑，多为肾虚水饮或寒湿带下；面色黑而伴肌肤甲错者，为瘀血之征象。

（三）望形态

望形态，是通过观察病人形体状况和活动姿态，以诊察病人的不同体质和疾病所在的方法。

1. 望形体

主要观察病人形体的强弱胖瘦，及体质形态发育等情况。

一般来讲，凡发育健全，形体结实，是强壮的征象；凡发育不良，形体消瘦，是衰弱的表现。若形体肥胖，精神不振，气短乏力，多为阳气不足，痰湿内盛；形体瘦削，面色不泽，皮肤干燥，多为阴血不足，内有虚火。骨瘦如柴，大肉已脱，是脏腑精气衰竭的危重表现。如见“鸡胸”、“龟背”等畸形，多因先天禀赋不足或后天失养所致。

2. 望姿态

主要观察病人的动静姿态及肢体的异常动作。

不同性质的疾病，常会出现不同的姿态和动作。从总的方面来看，“阳主动，阴主静”。喜动者，多为阳证；喜静者，多为阴证。如喜仰卧伸足而烦躁不安者，多为实热证；喜闭目侧卧而四肢踡屈者，多为虚寒证。喘息不能平卧，坐而仰首者，多为实喘；坐而俯首者，多为虚喘。咳逆倚息不得卧，每发于秋冬季节者，多有伏饮。

病人的异常动作，对某些疾病的诊断有一定的意义。如四肢抽搐，眼、唇、指、趾不时颤动者，多主风证，常见于肝风内动、痫证、破伤风，或小儿急慢惊风等病证；两足软弱无力，不能随意运动的，多为痿证；单侧手足不遂，或麻木不仁，多为中风偏瘫；头倾视深，是精神衰败的危候。

二、局部望诊

局部望诊，是在整体望诊的基础上，根据病情和诊断的需要，对病人的头面、五官、躯体、四肢、二阴、皮肤等某些局部进行深入细致地观察的方法。这里主要介绍对头、目、耳、鼻、口唇、咽喉、皮肤等色泽形态的观察，以判断内在脏腑的某些病变。

（一）望头与发

头为诸阳之会，精明之府，中藏脑髓，髓为肾所主。发为肾之华，血之荣。所以望头与发，可以了解肾和气血盛衰情况。

1. 头

主要观察头的形状及动态。如小儿头形过大或过小，伴有智力发育不全，多属先天不足；囟门下陷，多属虚证；囟门高突，多属热证；囟门迟闭，头颈软弱不能竖立者，多为肾气不足，发育不良；无论大人小儿，头摇不能自主者，皆为风证。

2. 发

主要望发的质和色的变化。如发稀疏易落，或干枯不荣，多为精血不足之证；突然出现片状脱发，多属血虚受风；年少落发，多属肾虚或血热。青年白发，伴有健忘、腰膝酸软者，属肾虚；小儿发结如穗，常见于疳积病。

（二）望目

目为肝之窍，心之使，五脏六腑之精气皆上注于目。所以，眼睛的异常变化，除能反映心肝的病变外，还能反映其他脏腑的病变。后世医家归纳的目部五轮学说认为：瞳仁属肾，称为“水轮”；黑睛属肝，称为“风轮”；两眦血络属心，称为“血轮”；白睛属肺，称为“气轮”；眼睑属脾，称为“肉轮”。五轮学说对眼科临床和内科疾病的诊断具有指导意义。如目赤肿痛，多属肝火或风热；白睛发黄，多为湿热黄疸；眼睑淡白，为气血亏虚；眼睑赤烂，为脾热；眼睑浮肿，为水湿内停；眼窝下陷，多为津液亏耗或精气衰竭；目突而颈肿，为瘿肿；两目上视、直视或斜视，多为肝风内动；瞳孔散大，多为肾精耗竭的危证；瞳孔缩小，多见于肝胆火炽或中毒。

（三）望耳

耳为肾窍，有少阳经脉环绕，又为宗脉所聚之处。故耳与全身均有联系，而尤以肝肾关系密切。如耳背有红络，耳根发凉，多是小儿麻疹的先兆；耳肿起者，多属少阳相火上攻的实证；耳廓瘦薄，多为先天不足；耳壳焦黑者，多为肾精亏耗；耳内流黄脓，是为脓耳。

（四）望口唇

口唇为脾之外荣，阳明胃经环绕于此，故口唇的异常变化，多能反映脾胃的病变。唇色淡白，多为气血虚弱；唇色深红而干，多是实热伤津；唇色嫩红，多为阴虚火旺；唇色青紫，多为血瘀；口唇糜烂，多为脾胃有热；口唇干燥者，多为热证伤津；小儿口角流涎，多为脾虚湿盛；口噤不开，多为肝风；撮口者，常见于破伤风；口歪斜者，多为风痰阻络或中风；口开不闭，如鱼口，为脾肺气将绝的危候。

（五）望咽喉

咽喉为肺、胃之门户，是呼吸进食的通道，肾亦有脉络相系，故咽喉病变与肺、胃、肾关系至为密切。咽喉红肿而痛，多为肺胃郁热；红赤溃烂，多为热极所致；嫩红而痛不甚，为阴虚火旺。若上覆以白假膜，刮之不去，重剥则出血，去而复生，多为白喉；若刮之易去而不复生者，多属胃火。一般外感风热、湿热、燥热、暑热之邪的温病初期，咽部均可见红赤而痛，称为上呼吸道感染。

（六）望皮肤

皮肤为人体之藩篱，内合于肺，卫气循行其间。脏腑气血可通过经络外荣于皮肤。故诊察皮肤，可了解内脏的病变。望诊时应注意观察皮肤色泽形态的变化和表现于皮肤的病证，如痘、疹、斑、痦瘖、痈、疽、疔、疖等。

从色泽来看，皮肤发黄者，为黄疸，与湿有关。其色黄而鲜明者属湿热，为阳黄；黄而晦暗者属寒湿，为阴黄。皮肤变红，如涂丹脂，状如云片，游走不定者，为丹毒，属火毒者居多。肤色光亮而肿者，多为水湿泛滥；皮肤枯燥而干皱者，多为津液耗伤。

皮下平铺片状斑块，或红或紫，压之不褪色，摸之不碍手，称为斑，多见于外感热病中的热入营血阶段。以斑色红润，分布均匀，疏密适中，神志清楚为顺；以斑色晦暗，神昏热盛为逆。另外，斑也可见于内伤杂病中的气不摄血证，特点是乍退乍现，色多暗淡。

高出皮肤，状如粟粒，或红或紫，压之褪色，摸之碍手，是为疹。多属热毒郁于血络所致。一般以疹色红活，分布均匀，出没有序为顺；以疏密不匀，先后无序，或见即陷为逆。

出于皮肤，形如水疱，内含浆液，晶莹如粟，高出于皮肤的小疱疹，称为白痦，又名白疹。多见于胸部及颈项部。为湿郁肌表，汗出不畅所致。

小儿皮肤出现粉红色丘疹，很快变为椭圆形水疱，晶莹明亮，分批出现，大小不一，有轻度发热现象者为“水痘”。多为外感湿热，预后良好。

皮肤疮疡，红肿高大，盘根紧束为痈；漫肿无头，皮色不变为疽；形小如粟，顶白而痛为疔；形小而圆，出脓即愈为疖。

三、望排出物

望排出物是观察病人的分泌物、排泄物和排出体外的病理产物，如痰涎、呕吐物、二便、涕、泪、带下等色、质、形、量的变化，以了解脏腑病变的诊察方法。一般排出物色泽清白，质地稀薄者，多为寒证、虚证；色泽黄赤，质地粘稠，形态秽浊不洁者，多属热证、实证；色泽发黑，挟有血块者，多为出血或瘀证；挟有脓血者，多为湿热伤络或有内痈。望排出物是临床诊断不可忽视的重要内容。

排出物的具体情况，大多由病人或陪诊者提供，故不多赘述。

四、望舌

望舌，是医生观察病人舌质与舌苔的色泽、润燥、形态等，以了解病情变化的诊断方法。它是中医诊法的特色之一。实践证明，舌象的变化，对辨别病证的性质、推断病情轻重浅深及判断疾病的转归和预后等，都具有重要的临床意义。近代，通过舌诊现代化、客观化的研究，对舌象的形成原理有了较深入的了解，对舌象的临床诊断有了新的拓宽和发展，望舌诊病的方法更引起广大医家的密切关注。

中医学将舌划分为舌尖、舌中、舌根、舌边（舌的两边）四个部分，并认为舌上一定的部位可以反映相关的脏腑病变。如舌尖常能反映心肺的病变，舌中常能反映脾胃的病变，舌根常能反映肾的病变，舌边常能反映肝胆的病变（图4－1）。这种分部望舌诊法，对于临床上诊断疾病有一定参考价值。

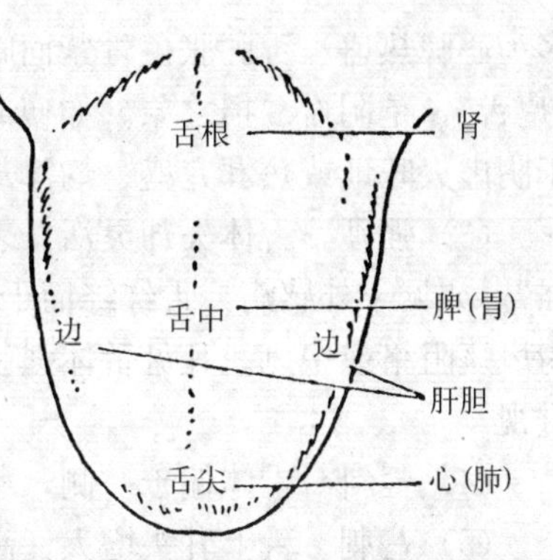

图4-1 舌诊脏腑部位分属图

望舌的内容，主要是观察舌质和舌苔两个方面。舌质又称舌体，由肌肉脉络组成。舌苔，是舌体上附生的一层苔状物。正常舌象，舌体柔软，运动灵活，色淡红，不胖不瘦，舌面铺着薄而颗粒均匀、干湿适中的白苔，一般称作“淡红舌，薄白苔”。另外，随着年龄、体质、时令、气候的不同，舌象可发生轻微变化。儿童舌质淡嫩，苔少；老年人舌质多暗红带紫，苔厚。夏季舌苔稍厚或薄白淡黄，秋季舌苔薄白而稍干等，均属正常现象，不能视为病理舌象。

病理舌象，可见舌质或舌苔的变异，其临床意义各有所不同。舌质主要反映脏腑的虚实、气血的盛衰、津液的荣枯，舌苔主要反映病位的深浅和病邪的性质。但是，在临床诊察时，必须二者合参，方能对疾病作出正确的判断。

(一) 望舌质

望舌质（体），主要包括观察舌质的颜色、形质和动态，有时还望舌下络脉。

1. 望舌色

舌色，即舌体的颜色，常见的舌色有淡白色、红色、绛色、青紫色等。

(1) 淡白舌　即舌色较正常为浅，又称“舌淡”。主虚证、寒证。多是气血虚少或阳虚有寒之象。如果舌色白，全无血色，则称为枯白舌，为气血衰竭之象。

(2) 红舌　即舌色较正常为深，呈鲜红色，又称“舌红”。主热证。多为阳热内盛的实热证或为阴虚火旺的虚热证。其中深红而坚属实热，嫩红而娇属虚热。

(3) 绛舌　即舌色深红，又称“舌绛”。主内热深重。见于外感热病，多为热入营血。见于内伤杂病，多为久病重病津液亏耗的阴虚火旺证。

热病舌绛，多由红舌发展而成，舌色逐渐加深，表明热邪日深，舌色愈深，则热邪愈重，为病情加重之象；相反，舌色日见变浅，是热邪渐退，疾病向愈之征。

(4) 青紫舌　包括舌色青紫和舌上有紫斑块或瘀点。为血脉瘀滞之象。热证、寒证、血瘀均可见到。一般舌青紫而干，是热邪深入血分，气血壅滞之象；舌青紫而湿润或淡紫，为寒盛血凝之征。舌局部青紫或有瘀点，称为瘀斑舌或瘀点舌。多为瘀血所致。青紫舌还可见于先天性心脏病或药物、食物中毒。

2. 望舌形态

主要观察舌的形质和动态。包括老嫩、胖瘦、裂纹、芒刺、强硬、歪斜、颤动、吐弄、短缩等诸多方面。临床常见的有以下几个方面：

(1) 老嫩　舌质纹理粗糙，坚敛苍老，称为“老”，多为实证；舌质纹理细腻，浮胖娇嫩，称为“嫩”，多为虚证。

(2) 胖瘦　舌体比正常舌肥厚胖大者，为胖大舌。有胖嫩与肿胀之分。若胖嫩色淡，边有齿痕，多为脾肾阳虚，水饮痰湿内停。舌体肿胀满口，色红赤，或兼木硬、运动失灵者，多为心脾热盛；舌肿胀色青紫而晦暗，多为中毒。较正常舌体瘦小而薄者，为瘦薄舌，又称“瘪舌”，是阴血亏损之象。如瘦薄而色淡白，多为心脾气血两虚；瘦薄而色红绛且干，多见于阴虚火旺证或热邪亢盛、灼津劫阴的重证。

（3）强硬　舌体失却灵活，表现为强硬不柔、伸缩不利或转动不灵，称为强硬舌或“舌强”。如见于外感病，舌红绛而干，多为热入心包；见于杂病中，舌强不语，口眼歪斜，常为风痰阻络或中风。凡见舌体强硬均不是一般的局部病变，而是关系到内脏的重症，应予以重视。

（4）歪斜　舌体偏于一侧，称为歪斜舌，多是肝风挟痰，或痰瘀阻滞经络。

（5）芒刺　舌上乳头增大，高突如刺，称为芒刺，是内热亢盛的表现，芒刺越多越大，表示邪热愈甚。根据芒刺所在部位，可以辨邪热所在的脏腑。

3. 望舌下络脉

舌下络脉是位于舌系带两侧纵行的大络脉，管径小于2.7mm，长度不超过舌下肉阜至舌尖的五分之三，颜色为淡紫色。望舌下络脉主要观察其长度、形态、颜色、粗细及舌下小血络的变化。

舌下脉络细而短，色淡红，周围小络脉不明显，兼见舌色偏淡者，多为气血不足。舌下络脉粗张，或呈青紫、绛紫、紫黑色，或舌下细小络脉色紫暗而呈网状，或舌下络脉曲张如串珠呈大小不等的瘀血结节，都是血瘀的征象。其形成原因可能有寒、热、气滞、痰湿、阳虚等的不同。临床上动脉硬化，内脏肿瘤，痰饮哮喘病人较为多见。

（二）望舌苔

1. 望苔色

苔色，即舌苔的颜色，常见的舌苔颜色有白苔、黄苔、灰苔、黑苔等。可以单独出现，也可以相兼出现。一般地讲，舌苔由白转黄再转灰黑，表示病邪进，反之则病邪退。望苔色是辨别病邪轻重和病邪性质的重要依据，临床应予以重视。

（1）白苔　白苔有薄厚之分。透过舌苔可以看到舌体者，是薄白苔；舌体被苔遮盖而不被透出者，为白厚苔。白苔是最常见的苔色。若苔薄白而润，布于舌中、舌根部，多为正常舌苔。

白苔主表证、寒证。但白苔的临床意义，还不局限于表证和寒证，亦可见于里证、热证，故观察时应结合舌质、苔质变化作具体分析。

舌苔薄白而润，为表证初起，或里证较轻，或阳虚内寒。薄白而干，为风热表证。厚白而滑，为外感寒湿，或脾虚湿停。

白厚腻苔多为湿浊内困、痰饮不化、积食积滞等证。白如积粉，称为积粉苔，常见于外感瘟疫，或有内痈。

（2）黄苔　黄苔有微黄、深黄、焦黄之分。是由白苔转化而来，微黄多为薄黄，深黄称为正黄，焦黄又称为老黄苔。

黄苔主里证、热证。是里热熏蒸而成，表示病邪入里，故多与红舌、绛舌并见。一般地讲，黄苔颜色越深，反映热邪越重。薄黄苔表示邪热未甚。黄厚腻苔，多为湿热内蕴，或食积化热。黄厚而燥或焦黄而干，多为邪热炽盛，津液大伤，或实热内结之证。

（3）灰黑苔　灰苔与黑苔同类，灰苔即浅黑苔，多由白苔或黄苔转化而来，反映病情发展比较严重。

灰黑苔主病有里寒里热之分，多为热极伤阴或阴寒内盛、痰湿久瘀之重证。若苔灰黑干燥起刺，为热极津枯。苔灰黑而润滑或浊腻，为阳虚寒湿内盛，或痰浊不化。临床上一些脾气不足，消化不良，或使用抗生素不当者，也可以出现灰黑而润的舌苔，治当以调理脾胃。

2. 望苔质

苔质即舌苔的质地、形态。主要诊察苔的薄厚、润燥、腐腻、剥脱等方面的变化。

（1）薄厚　一般以能“见底”者为薄，不能“见底”者为厚。所以“见底”、“不见底”为衡量舌苔薄厚的标志。舌苔的薄厚主要反映病邪的盛衰，如见薄白苔，多为疾病的初起，常见于外感表证，或内伤轻病。若病邪传里，病情较重，或有饮食痰浊积滞，则舌苔多厚。凡舌苔由薄增厚，表示病邪由表入里，病情由轻转重，为病进；相反，苔由厚变薄，表示病邪得以内消外达，病情由重变轻，为病退。但是，舌苔薄厚变化，一般是渐变的过程。如果突然由薄变厚，提示邪气极盛，迅速入里；若突然由厚变薄，无新苔生成，表明正不胜邪，胃气将绝。

（2）润燥　正常舌苔湿润有津，干湿适中，是体内津液上承的标志。若水湿上泛于舌面，过于湿润，称为滑苔。在疾病中，苔润多为病邪未伤津液。滑苔多为阳虚阴盛，水湿内停。若津液不能上承于舌，使苔面过于干燥，称为燥苔；扪之兼有棘手之感者，称为糙苔；兼有干裂者，称为糙裂苔。燥苔多见于热盛伤津，或久病阴虚、阳虚气不化津者。望苔的润燥，可了解津液盈亏和气化的状态。舌苔由润转燥，多为邪从热化，热盛伤津，病情加重；燥苔转润，多为热退津复，病情好转。滑苔向润，是气化运行，寒湿渐去之象。

（3）腐腻　腐腻是指苔质结构的疏密而言。苔质疏松而厚，颗粒较大，形似豆腐渣堆铺舌面，刮之可去者，称为腐苔。苔质粘腻而浊，颗粒致密细腻，紧贴舌面，刮之不去者，称为腻苔。二者均可见于食积、痰饮、湿浊所引起的病证。其病程较长，缠绵难愈。一般讲，前者表示病邪将解或久病胃气匮乏，后者说明病邪交结，但正气未伤。所以，观察舌苔的腐腻，还可作为疾病预后的借鉴。

（4）剥脱　舌苔全部或部分退去，称为剥苔，又称为剥脱苔。其中舌苔全部退去，光洁如镜，称为光剥苔，又称镜面舌，是胃阴枯竭，胃气大伤的恶候。舌苔剥脱不全，称为花剥苔，是胃中气阴两伤的表现，但较镜面舌为轻。若兼有腻苔，表示痰浊不化，正气已伤，病情较为复杂。至于前剥苔、中剥苔、根剥苔的出现，多与相应部位的脏腑阴伤有关。总之，剥脱苔的出现，均为人体气阴不足的表现。

此外，望舌时应注意舌苔与舌质的综合判断，以及染苔、光线、姿势等。在一般情况下，舌质与舌苔的变化是统一的，其主病是两者的综合分析。如里实热，多见舌红苔黄而干；里虚寒，则多见舌淡苔白而润。但是，也有舌质与舌苔变化不相一致的情况，这时应首先注意反映正气盛衰的舌质，再结合其他资料综合判定。还需注意，苔的颜色可能由某些食物、药物所染，如乌梅、橄榄可使舌苔染黑，枇杷、黄连、橘子可使舌苔染黄。苔质可因进食、漱口等影响使厚苔变薄，饮水可使舌苔湿润。灯下望舌，容易失真，必要时应在白天复查。伸舌不自然也可造成舌质、舌苔的假象。凡此种种，必须鉴别。

五、望小儿指纹

望指纹，是对 3 岁以下小儿食指掌侧前缘浮露可见的浅表脉络色泽和形态的观察，以诊察病情的方法。小儿食指掌侧的脉络为寸口脉的分支，因为 3 岁以内的小儿脉位短小，诊脉时又常哭闹，故常以望指纹辅助脉诊。

（一）指纹三关分部

小儿食指的指节为部，指纹为关。指纹分“风”、“气”、“命”三关，即食指第一节的部位为风，掌指关节横纹为“风关”；第二节为气，第二节横纹为“气关”；第三节为命，第三横纹为“命关”。风、气、命三关合称为“虎口三关”，见图4—2。

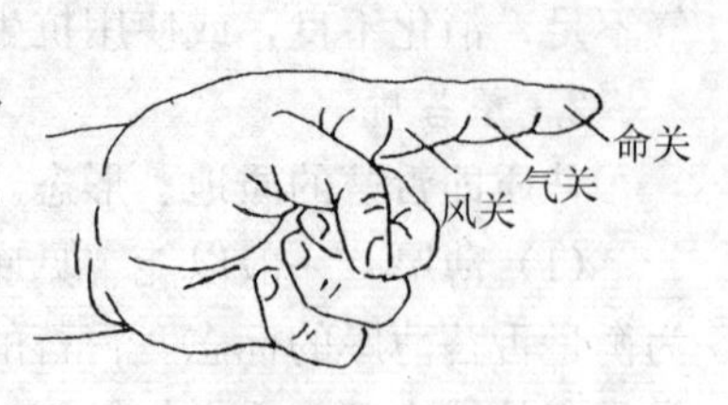

图4-2　小儿食指三关图

（二）望指纹方法

抱小儿向光亮处，医生用左手食、拇指握住小儿食指末端，以右手拇指侧部在小儿食指掌侧，从指端向根部推几次，用力要适中，使指纹更为显现，便于观察。

（三）望指纹内容

正常指纹是浅红微黄，隐现于风关之内，对于病理指纹的观察，应注意其长短、颜色、浮沉等。

1. 长短

三关测轻重：指纹显于风关附近者，表示邪浅，病轻；指纹过风关至气关者，为邪已深入，病情较重；指纹过气关达命关者，是邪陷病深之兆；若指纹透过风、气、命三关，一直延伸到指端者，是谓“透关射甲”，提示病情危重。

2. 颜色

红紫辨寒热，淡滞定虚实：纹色鲜红，多属外感风寒；纹色紫红，多主热证；纹色青，主风证或痛证；纹色青紫或紫黑色，纹粗而色浓滞的，是血络闭郁，多属实证；纹色淡白，纹细而色浅淡的，多属虚证。

3. 浮沉

浮沉分表里：指纹浮而明鲜的，主病在表；沉隐不显的，主病在里。

望指纹，对3岁以下小儿疾病的诊察有一定价值，但必须与其他诊法密切配合，进行综合分析，才能做出正确的诊断。

第二节　闻　诊

闻诊，是通过听声音和嗅气味来诊断疾病的方法，它是诊察疾病的重要方法之一。听声音，包括诊察病人的语言、呼吸、咳嗽、呕吐、呃逆、嗳气、太息、肠鸣等各种声响。嗅气味，包括诊察病人身体散发的异常气味、排出物的气味及病室的气味。由于声音和气味都是在脏腑生理活动和病理变化中产生的，所以，通过诊察其异常变化，可以了解病情。

一、听声音

听声音是指听辨病人言语气息的高低、强弱、清浊、缓急变化及咳嗽、呕吐等脏腑病理变化所发生的异常声响，来判断疾病的一种诊病方法。

（一）语言

语声洪亮有力，气壮多言，多为实证、热证；声微无力，气怯少言，多是虚证、寒证。语声重浊，前轻后重，多属于邪气外闭的表证；语声轻清，前重后轻，断续不接，常见于内伤里证。

声音嘶哑或失音，如突然发病，常见于外感实证；久病逐渐而成者，多为肺肾阴虚证。若见于妊娠末期，称为“子瘖”，是胞胎阻碍肾之精气，不能上承于咽舌所致，分娩后可自愈。“言为心声”，语言是神明活动的一种表现，语言的异常，主要是心神的病变。如语言错乱，神昏不清，语无伦次，声高有力，称为“谵语”，多是热扰心神的实证。神识不清，极度衰惫，语言重复，声音低微，称为“郑声”，是心气大伤，精神散乱的虚证。自语不休，见人便止，称为“独语”，是心气不足，神失所养的癫症。语言善恶不避亲疏，登高而歌，弃衣而走，称为“狂言”，多为痰火扰心的狂证。睡梦中说话，吐字不清，意思不明，称为“呓语”，多为心火、胆热、胃火或久病神不守舍的表现。舌体强硬，语言謇涩，吐字困难，多为风痰引起的中风证。神识昏迷，不知言语，多为中风或小儿惊风的重证。

（二）呼吸

呼吸气粗，疾出疾入，声高息涌，多为实证、热证；呼吸气微，徐出徐入，声低气短，不能接续，多为虚证、寒证。呼吸困难，短促急迫，张口抬肩，不能平卧者，称为“喘”。气粗声高息涌，以呼出为快，发病急骤，体壮脉实者为实喘；呼吸声低，气息短怯，得以长息为快的为虚喘。凡呼吸急促，喉中如有笛声者，称为“哮”，多因宿疾内伏，复感外邪诱发，故常时发时止，迁延难愈。

此外，通常把呼吸气急而短，息快不相接续，似喘而不抬肩，喉中无痰鸣声者，称为“短气”。有虚、实之分。若呼吸微弱，短而声低，少气不足以息，形瘦神疲，为久病肺肾气虚；若呼吸声粗，胸部窒闷，多因痰饮、气滞或瘀阻所致。

（三）咳嗽

咳嗽是临床上常见的症状，分辨时应注意咳声和痰的色、量、质的变化，其次要参考时间、病史和兼证，故应和问诊、望诊结合起来分析。

若咳声重浊紧闷，多为实证。咳声轻清低怯，多属虚证。干咳无痰，或咯出少量粘痰，午后加重，为燥咳或阴虚肺燥所致。咳声不扬，痰黄稠难咯，咽痛口干，多为肺热。咳嗽痰多，色白易咯，多为痰湿内盛。

小儿咳嗽短促阵作，连声不断，终止时有鸡啼样回声者，称为“顿咳”。因其病程较长，又称为“百日咳”。

咳声如犬吠样者，应警惕“白喉”。

二、嗅气味

嗅气味是指嗅辨与疾病有关的气味，包括病体、病室、分泌物、排泄物，如口气、痰、涕、汗、血、二便等的气味。一般气味酸腐臭秽多为实热，有腥臭味多为虚寒。

（一）口气

指口中散发出的异常气味。若口中散发臭气者，称为口臭，多为消化不良，或有龋齿，或口腔不洁。口中酸臭，伴有食欲不振，是胃有宿食。口出热臭气，是胃热熏蒸。口中腐臭，多为牙疳或内有腐肉疮痈。

（二）痰涕之气

咳吐痰浊脓血，有腥臭气，多为肺痈；无腥臭气，多为肺痿。痰涎清稀味咸，无特殊气味，属寒证。鼻流浊涕腥秽如鱼脑者，为鼻渊。鼻流清涕无气味者，为外感风寒。

（三）汗气

是指汗液所散发的气味。病人身有汗气，知已出汗。若汗有腥膻气，是风湿热久蕴肌肤。汗有臭秽气，多为瘟疫，或者暑热火毒炽盛。腋下阵阵散发臊臭气味，是狐臭病人。

（四）血腥气

病体或病室有血腥气，为失血，或为月经过多、崩漏、产后恶露不绝，或其他出血性疾病。

（五）二便之气

大便臭秽为热，气腥为寒。大便泄泻如败卵，矢气奇臭，多为消化不良。小便黄赤混浊臊臭，多为湿热下注；尿甜并散发烂苹果气味，多为消渴病。

另外，病人身有臭气，为患有疮疡。久病身臭，称为“尸臭”，是内脏败坏，病情危笃的恶候。妇女经带有臭气者为热，有腥气者为寒。

各种异常的气味，临床上除医生直接闻诊所得外，一般可通过问诊获知。

第三节　问　诊

问诊，是医生通过对病人或陪诊者进行有目的的询问，了解疾病的起始、发展及治疗经过、现在症状和其他与疾病有关的情况，以诊察疾病的方法。

问诊搜集的病情资料最为丰富，如患者的症状、起病时间、病史、家族史等，只有通过问诊才能获得。故《素问·疏五过论》说：“凡欲诊病者，必问饮食起居。”问诊为医生有目的、有重点地诊察病情提供必要的线索，为辨证论治提供可靠的依据。因此，问诊在四诊中占有极为重要的地位，倍受历代医家的重视。张景岳把问诊看作“诊病之要领，临证之首务”，并将问诊内容概括为十问，便于学习和临床的运用。

问诊时，首先询问病人的主要症状，并围绕其主症，从整体观念出发，有目的、有步骤地询问，既要重点突出，又要了解一般。同时要注意方法，不能按主观意愿套问、暗示和诱导病人，以免造成失误。对危重病人，要抓住问诊的要点，迅速进行必要的诊察，及时作出正确的处理。

问诊的内容极为广泛，除问一般情况外，本节主要介绍问现症中的寒热、汗、疼痛、饮食、二便，另外，还有问妇女、问小儿等内容。

一、问寒热

问寒热，主要询问病人寒热的有无、出现的时间，寒热的关系、特点和主要兼症，借以辨别疾病的性质。问寒热是问诊的重要内容。

寒即自觉怕冷，有恶寒与畏寒之别。大凡病人自觉怕冷，虽加衣被或近火取暖，仍觉寒冷的，称为恶寒，常见于外感初起；身虽怕冷，但加衣被或近火取暖而能缓解者，称为畏寒，多见于久病阳虚之人。发热，除指体温高于正常者外，还包括患者自觉全身或某一局部发热的主观感觉，内伤外感均可引起，与人体的阴阳失调有关。

临床常见的寒热症状有恶寒发热、但热不寒、但寒不热、寒热往来四种。

（一）恶寒发热

恶寒与发热同时并见者，称为恶寒发热。多为外感表证。如恶寒重，发热轻，为外感风寒；发热重，恶寒轻，为外感风热；发热轻，恶风自汗，为表虚证。

（二）但热不寒

病人只发热不觉寒冷，反恶热，称为但热不寒。根据发病轻重、时间、特点不同，可分为壮热、潮热、微热等。

壮热，为病人持续高热而不恶寒，兼有面赤、口渴、脉洪数者，为里实热证。

潮热，为定时发热，如潮之来，或定时而热势更甚者。如午后或夜间潮热，伴有身热不扬，头身困重，多为湿温；久病兼有五心烦热，颧红盗汗，为阴虚火旺证。如日晡之时发热明显，称为日晡潮热，多为阳明热结，又称阳明潮热。

微热，发热不高或自觉发热者，称微热，病因病证较复杂，大多为气虚或阳虚所致。

（三）但寒不热

病人只感怕冷，不觉发热，称为但寒不热。多为里寒证。新病脘腹或其他局部突然冷痛剧烈，脉沉迟有力，多为实寒证。久病畏寒，得温则缓解，四肢不温，脉迟无力，多为虚寒证。

（四）寒热往来

是指发热与恶寒交替发作，称为寒热往来。如发作无定时，伴有口苦、咽干、目眩、胸胁苦满、不欲饮食、脉弦者，为半表半里的少阳证；若先寒而后热，定时发作，兼头疼，汗出热退如常人者，为疟疾。

二、问汗

《素问·阴阳别论》说“阳加于阴谓之汗”，故体内阳气蒸化津液从汗孔而出者即为汗。正常汗出有调和营卫、滋润皮肤的作用，即所谓汗出溱溱。病理性出汗，表现为当汗出而无汗，不当汗出而汗多。在内伤、外感病中均可见到。问诊时应注意汗的有无，出汗的时间、部位、多少及主要兼症。这样才有助于鉴别病情的虚实和转归。

在表证中，无汗兼发热恶寒，头项强痛，脉浮紧者，是外感寒邪的表实证；有汗而兼发热恶风，脉浮缓者，是外感风邪的表虚证；有汗兼发热恶寒、咽痛、脉浮数者，是外感风热的表热证。

在里证中，日间汗出不止，活动后更甚，称为“自汗”，多为气虚、阳虚。入睡后汗出，醒则汗止，称为“盗汗”，多为阴虚或气阴两虚。汗出量多，称为“大汗”。如大汗兼壮热，烦渴，脉洪大者，多为实热证；若全身汗出淋漓不止，身凉肢冷，面色苍白，脉微欲绝，称为“绝汗”，多为亡阳证，常见于危重病人。先恶寒战栗，继而汗出者，称为“战汗”，这一般多为疾病发展的转折点，应密切观察病情的变化。

汗出仅见于头面部者，称为“头汗”，多为上焦热蒸或中焦湿热郁蒸所致。久病额汗而喘，多为阳气虚脱的危候。半身出汗，常见于“偏枯”之人。手足心汗出，伴五心烦热为阴虚，伴便秘尿赤为阳明热盛，伴身热不扬，属中焦湿热。心胸出汗过多，多见于虚证，常为心脾两虚。

三、问疼痛

疼痛，是临床上最常见的一种自觉症状。为“不通”的主要表现，大多与外感、气滞、血瘀、痰浊、食滞、虫积、结石有关，有时也可发生“不荣则痛”的现象。疼痛可发生于机体的各个部位。问疼痛，应注意询问疼痛的部位、性质、程度、发作和持续的时间及其兼症，以分辨病变的所在部位和性质。

（一）疼痛的部位

1. 头痛

头为诸阳之会，髓海之处，脏腑的精气血亏损，不能上荣，导致髓海空虚，可以引起头痛；邪扰清阳，或肝阳上亢，亦会引起头痛。对于不同部位的头痛，可根据经络分布，以确定其所在的经络病位。如头痛连项者，属太阳经；两侧头痛者，属少阳经；前额连眉梢痛者，属阳明经；巅顶痛者属厥阴经；头痛如裹者属太阴经；头痛入脑者属少阴经。

2. 胸痛

胸痛，多为心肺病变。如肺部痰浊阻滞，气机不畅，发生咳嗽胸痛。如胸前“虚里”作痛，痛彻臂内，多为心阳不振，心血痹阻，或痰浊阻滞的胸痹。如胸痛咳吐脓血痰，是为肺痈。

3. 胁痛

胁为肝胆所居及其经脉分布之处，故胁痛多为肝胆及其经脉的病变。如胁部胀痛，多为肝郁气滞。胁痛伴有口苦，苔腻，多为肝胆湿热。胁痛呕恶，多为肝胃不和，腑气不畅所致。

4. 腹痛

腹可分为大腹、小腹、少腹三部分。脐以上为大腹，包括脘部、左右胁下部，属脾胃，有时涉及肝胆；脐以下为小腹，属大肠、小肠、膀胱、胞宫，有时涉及肝肾；小腹两侧为少腹，为肝经所过，有时与大小肠有关。根据疼痛的不同部位，可测知病变所在的脏腑经络。如脘部疼痛，多是胃病；少腹痛常与肝经有关等。腹部问诊，常与按诊配合，先确定部位，再进一步区分病变的寒热虚实。

5. 腰痛

腰为肾之府。腰痛除风寒湿邪或挫闪瘀血阻滞经脉外，多由肾虚，腰府失养所致。腰痛以两侧为主者多为肾虚，如腰酸冷痛，畏寒肢冷，多为肾阳虚衰；腰部酸软，潮热盗汗，多为精亏火旺。腰脊疼痛连及下肢者，多属经络阻滞或外伤所致的脊椎病变。

6. 四肢疼痛

四肢关节、肌肉疼痛，多见于痹证。或因脾胃虚弱，水谷精微不布而致困重疼痛。

（二）疼痛的性质

1. 胀痛

痛而且胀，是气滞作痛的特点。但头部胀痛，多属肝阳上亢或肝火上扰所致。

2. 重痛

痛而沉重，是湿邪伤人的重要标志。常见于头部、四肢、腰部或全身。其中头部重痛，也可因肝阳上亢，气血上壅所致。

3. 刺痛

痛如针刺，是瘀血疼痛的特点之一。常以胸、胁、脘、腹、头部为主。其中胸痛为胸痹的主要指征。

4. 走窜痛

疼痛走窜不定，无固定痛处，称为走窜痛。若见于四肢关节，多为风寒湿邪所致的“行痹”；若见于胸胁脘部，多由气滞攻窜所致。

5. 掣痛

由一处疼痛抽掣牵拉他处疼痛，称为掣痛，亦称“引痛”、“彻痛”。多由经脉失养或阻滞不通所致。因肝主筋，故掣痛多与肝有关。

6. 灼痛

痛如火灼，喜冷恶热。多由火热窜络，如“火毒丹”、“缠腰龙”。或见于阴虚火旺，组织被灼所致。

7. 冷痛

痛而有凉感，喜热喜按，多为寒凝或阳虚失于温煦所致。多见于腰背、脘腹、小腹、四肢关节等处。每遇气候寒冷或午后加重。

8. 隐痛

疼痛隐隐不剧，绵绵不断，尚可忍受，多为气血不足，阴寒内生的虚寒证。常见于头、脘、腹等部位，病程较长，反复发作。

此外，疼痛发作急骤，持续时间长，多为实证，每见于新病；发作缓慢，痛有休止者，多见于虚证。痛处喜按、喜热者，多为虚寒证；痛处拒按、喜冷者，多为实热证等。

四、问饮食口味

问饮食口味是指对病理情况下的口渴、饮水、进食、口味等进行询问，以了解体内津液的盈亏及输布是否正常，脾胃及有关脏腑功能的盛衰。它对辨别疾病的寒热虚实和预后，有着重要的意义。

(一) 食欲与食量

主要了解食欲的有无、食量的多少、饮食喜恶及食后感觉情况。

1. 食欲不振

指不想进食或食之无味，食量减少，或称作不欲食，纳少，纳呆。新病食少，多见于感受外邪，影响脾胃功能。久病食少，或久不欲食，兼见面黄肌瘦，体倦乏力，舌淡脉虚，多为脾胃虚弱。不欲食，兼有头身困重，胸闷腹胀，苔厚腻者，多为湿邪困脾，或饮食停滞，脾胃运化不行。

2. 厌食

厌恶食物或恶闻食味，称为“厌食”。多为伤食，胃肠积滞。若厌恶油腻，伴有胁肋胀痛者，多为肝胆脾胃湿热。孕妇厌食、呕吐，谓之“恶阻”。

3. 消谷善饥

食欲过于旺盛，食量大而容易饥饿，称为“多食易饥”或“消谷善饥”。多因胃火炽盛，腐熟太过，常兼口渴、心烦、便秘等症状。若形体反见消瘦，多为消渴病。若兼大便溏泄者，为胃强脾弱“能食不能化也”。

4. 饥不欲食

有饥饿感，但不欲食或食亦不多。为胃阴不足，虚火内扰所致。

5. 偏嗜

小儿偏嗜生米、泥土等异物，多为虫积。孕妇偏嗜某种食物，一般不属病态，分娩后可自愈。

此外，病中食欲恢复，食量逐渐增加，是胃气渐复之征；若食欲不振，食量日减，是脾胃渐衰之象。久病之人，本不能食，突然食欲倍增，谓之“除中”，是脾胃之气将绝的征兆，常危在旦夕。

（二）口渴与饮水

临床应询问口渴的特点、饮水的多少和兼症，以分辨津液的盈亏及疾病的性质。

1. 口不渴饮

口无渴感不欲饮，为津液未伤。多见于寒证、湿证，或无明显的燥热之邪的病证表现。

2. 口渴多饮

口渴多饮，为津液损伤。多见于热证、燥证。口干微渴，发热恶寒，咽干喉痛，多为外感风热；口大渴喜冷饮，多为阳明热盛伤津的实热证；口渴多饮，小便量多，为消渴病。

3. 渴不多饮

口渴喜热饮，饮水量不多，多为痰饮内停，或阳气虚不能蒸化津液上承所致。口渴欲饮，水入即吐，为“水逆证”。口干不欲饮，伴有潮热、盗汗、骨蒸者，为阴虚证；伴有头身困重，身热不扬，苔腻者，多为湿热证；伴有舌绛而干，多为温病热入营血阶段；但欲漱水不欲咽，属内有瘀血。

（三）口味

口味，指病人口中的异常味觉。口苦，多为热证或胆气上逆；口甜或粘腻不爽，多为脾胃湿热或脾气虚弱；口中泛酸，多为肝胃不和或有积食积滞；口淡乏味，多为脾胃气虚或寒证；口臭，多为胃火或有宿食；口涩，每与舌燥同时出现，多为燥热伤津或火气上逆；口咸，一般为肾虚或寒水上泛。

五、问二便

大小便的排出，是体内脏腑在饮食物的消化吸收、水液代谢过程中的生理活动的现象。所以大小便的改变，每多见于里证。询问二便时，应注意大小便的性状、颜色、气味、时间、量的多少、排便次数、排便时的感觉等。其中颜色、气味等已在望诊、闻诊中讨论，这里重点介绍二便的性状、次数、便量、排便感觉等内容。

（一）大便

询问大便情况时，应注意每日排便的次数、时间、性状及排便感的异常。

1. 便次异常

常表现为便秘与泄泻。大便秘结，排出困难，便次减少，甚至多日不便，称为便秘，或称大便难。新病见之，多为热盛伤津的实热证；久病、老人、产妇便秘，多为精血亏损或津液不足，肠失濡润的虚证，亦可见于气虚传化无力。若便秘兼有畏寒喜暖，神疲乏力，脉来沉迟，多为阴寒内结的冷秘；大便溏泄，便次增多，伴有腹痛隐隐、神疲乏力、食少腹胀者，多为脾虚泄泻、黎明腹痛作泻，泻后即安者，为火不暖土的“五更泄”；便泻挟有未消化食物残渣，腐浊臭秽，为伤食泻；泻下黄水，肛门有灼热感者，多为胃肠湿热，称为湿热泄泻；泄泻每起于情怀不畅者，为肝郁乘脾的“痛泻”。

2. 便质异常

除便秘、泄泻表现为便质异常外，还有便中夹杂物的改变，如完谷不化，多为脾肾虚寒；大便时干时稀，多为肝郁脾虚；大便先干后溏，多为脾胃虚弱；大便脓血，多为痢疾；便黑如胶漆，是谓远血，多为脾不统血；便血鲜红，是谓近血，多见于肠风下血。

3. 便感异常

排便时肛门有灼热感，多是热迫直肠；里急后重者，多为湿热痢疾；排便不爽，多为肝郁犯脾，肠道气滞；排便时肛门下坠，甚至脱肛者，多为中气下陷；大便滑泄失禁，多为久病体弱，年老体衰的脾肾阳虚证，或久泻不愈的患者。若新病中大便失控或昏迷而大便自行流出，亦属肛门失约，但不一定是脾肾虚弱，应密切观察。

(二) 小便

小便为体内津液代谢的终末排泄物。健康成人，每昼夜总尿量为1000～1800mL。询问小便情况时，应注意尿色、尿量、次数及排尿的异常感觉。

1. 尿量异常

是指尿量过多或过少。尿量过多，色清而长，多为虚寒证或消渴证。消渴证不仅尿多，并伴有多饮、多食、消瘦，临床应予以重视。小便量过少，色黄赤，多为实热证，或汗、吐、下后津液损伤。尿少伴水肿，多为肺、脾、肾、三焦等脏腑功能失常，水湿内停的水肿病。

2. 尿次异常

表现为尿频或癃闭等。新病尿频，色赤急迫，或夹有砂石者，多为下焦湿热。久病或老人尿频失禁，夜尿频数，色清而长，多为肾气不固，膀胱失约。尿点滴而出，甚至无尿者，称为“癃闭”。其突然发病的，多为湿热下注，或瘀血、砂石阻塞的实证；逐渐致病的，多为肾中阳气不足，膀胱气化失司的虚证。

3. 排尿感异常

表现为小便余沥、失禁或遗尿等。小便涩痛，灼热急迫者，多为湿热淋证。尿后余沥不尽或睡中遗尿，多为肾气不固。小便失禁，若神志清楚，多为肾气不固，膀胱失约；若见于神志昏迷者，多为危候。

六、问妇女

妇女和男子有不同的生理、病理特点，所以对妇女询问病情时，除询问上述有关情况外，还应注意月经、带下、妊娠、产育等情况。

妇女有经、带、胎、产等生理特点，一旦产生异常改变，不仅是妇科常见疾病，而且也是全身病变的反映。所以一般疾病，也要询问经、带等内容，这里主要介绍一般月经和带下情况，至于胎产将在专科中学习。

(一) 月经

妇女在14岁左右至49岁左右，不在孕产哺乳期间，月经会按期来潮，周期为28天左右，每次经期约3～5天，色正红无块，量适中。询问月经情况时，应注意月经周期、行经天数、经量、经色、经质及其兼症。必要时应问及末次月经的日期、初潮或停经的年龄。

1. 经期异常

包括月经先期、后期和先后不定期。月经先期，多为邪热迫血妄行或气不摄血。月经后期，多为寒凝气滞或血少经血不足。月经先后不定期，多为肝郁气滞或脾肾虚损。

2. 经量异常

包括月经过多、过少、崩漏、闭经等。月经过多，多为血热妄行或气不摄血。经血突然大下如注，量多，叫“崩”，长期持续淋漓不断出血为“漏”。二者合称为“崩漏”，多由血热、血瘀、气不摄血形成。月经过少，多为血虚或寒凝血瘀。在行经年龄月经停止三个月以上（妊娠、哺乳期除外），称为“闭经”，多由气血亏损，或气滞血瘀，或寒凝胞脉而成。

3. 经色、质异常

色淡质稀，多为血虚。色深红质稠，多为血热。色紫暗有块，多为瘀血或寒凝血瘀。

4. 经行腹痛

经期或月经前后出现周期性腹痛，为痛经，一般来讲，胀痛多为气滞，刺痛多为血瘀，冷痛多为寒，隐痛多为虚。

（二）带下

正常妇女阴道内有少量乳白色、无臭的分泌物，可濡润阴道，称为“生理性带下”。若带下过多，色质异常，则为“病理性带下”。询问时应注意带下的量、色、质和气味。

带下色白为白带，若量多质稀，无气味，多为脾肾虚寒，或湿邪下注。带下色黄为黄带，若臭秽质稠，多为湿热下注。带下赤白相杂，为赤白带，多为肝经郁热。若见五色带下，多为湿热久蕴的重证。

七、问小儿

儿科古称“哑科”，小儿病情往往自己不能述说或叙述不清，故需间接地询问其陪诊者，来获得有关病情的资料。

问小儿病，除一般问诊的有关内容外，还要询问出生前后（包括母亲在妊娠期和产乳期）的情况，以及预防接种、传染病史和传染病接触史。如是否患过麻疹、水痘，有无高烧、痉厥史，是否与传染病患者接触过，以及喂养的方法，囟门闭合、走路、说话的迟早，父母的健康状况，有无遗传性疾病，患儿平素健康状况等。小儿脏腑娇嫩，生机勃勃，发病较快，变化较多、易寒易热、易虚易实，临床上必须四诊合参，才能明确诊断，有效治疗。

第四节 切 诊

切诊，是医生运用手指触按病人的脉搏及身体有关部位，从而获得辨证资料的一种诊察方法。切诊包括脉诊和按诊两部分，其中脉诊是中医诊病的特色方法。

一、脉诊

脉诊，是医生用手指切按患者动脉，根据脉动应指的形象，以了解病情，辨别病证的诊察方法。

（一）脉诊的意义

脉象是脉动应指的形象。脉象的产生与心脏的搏动，心气的盛衰，脉道的通利和气血的盈亏直接相关。所以，心、脉是形成脉象的主要脏器，气血是形成脉象的物质基础。同时，血液循行脉道之中，流布全身，运行不息，除心脏的主导作用外，还必须有各脏器的协调配合：肺朝百脉，肺气敷布，血液方能布散；脾统血，为气血生化之源，血液靠脾气的充养和统摄得以运行；肝藏血，主疏泄以调节血量；肾藏精，精能生血，又能化气，肾气为各脏腑组织功能活动的原动力。故脉能反映全身脏腑、气血、阴阳的综合信息。当脏腑、气血发生病变后，必然从脉搏上表现出来，呈现病理脉象，成为诊断疾病的重要依据。

（二）诊脉的部位及寸口脉的脏腑分配

诊脉的部位有多种，《素问·三部九候论》有遍诊法，《灵枢·终始》提出人迎寸口诊法，《伤寒论》有三部诊法，目前常用的是寸口诊法，此法首见于《内经》，详于《难经》。寸口又名气口或脉口，寸口诊法是指单独切按桡骨茎突内侧的一段桡动脉的搏动形象，以推测人体生理、病理状况的一种诊察方法。

寸口脉分为寸、关、尺三部。通常以腕后高骨（桡骨茎突）为标记，其内侧的部位为关，关前为寸，关后为尺（图4-3）。两手各有寸、关、尺三部，共六部脉。

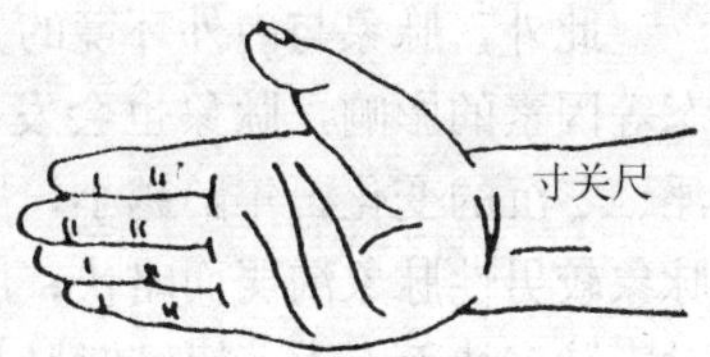

图 4-3 诊脉寸关尺部位图

关于寸、关、尺的脏腑分配问题，根据文献记载有几种不同的说法，总体来讲，五脏相应定位是一致的，主要分歧在六腑。一种是根据脏腑表里关系，把大、小肠分别定位到右关和左关，另一种是根据脏腑的解剖部位，“尺主腹中”，而把大、小肠定位于尺部。现在临床上一般认为：左寸候心，右寸候肺，两寸部并统括胸以上及头部的疾病；左关候肝胆，右关候脾胃，两关部统括膈以下脐以上部位的疾病；两尺候肾，并统括脐以下至足部疾病。

应该指出，这种寸口分候脏腑病变的方法，虽然是临床实践经验的总结，但其中还存在不少理论和实际问题，有待进一步研究。

（三）诊脉的方法

切脉应在病人安静时进行。《素问·脉要精微论》强调，诊脉常以平旦。因为晨间，人体“阴气未动，阳气未散，饮食未进，经脉未盛，络脉调匀，气血未乱，故乃可诊有过之脉。”实际上其他时间都可切脉，不必以平旦为拘。但是不论什么时间诊脉，都要尽量使病人气息平和，周围环境安静，医生也要气息调匀，呼吸平稳，态度认真，注意力集中。切脉分以下几个步骤进行。

1. 布指定位

病人坐位或仰卧位，伸出手臂，平放，掌心向上，与心脏大致相同高。医生先将中指按在病人掌后高骨（桡骨茎突）处以定关位，再以食指按在关前以定寸位，以无名指按在关后以定尺位。三指应呈弓形，指头齐平，以指目接触脉体。布指的疏密要与病人身高相适应，身高则略疏，身矮则略密，以适中为度。对3岁以上的小儿，可用一指（拇指）定关法，而不再细分三部。

2. 调息切脉

一呼一吸，称为一息，一息脉动四五至为正常。布指后，医生要气息调匀，呼吸平稳，集中注意力于三指下，以切脉象，用一呼一吸的时间，默数病人脉来的至数。

3. 指法运用

用轻重不同的指力，探测脉象，《诊家枢要》说："持脉之要有三：曰举、按、寻。轻手循之曰举，重手取之曰按，不轻不重，委曲求之曰寻。"举即浮取，按即沉取，寻即中取。若三指平布同时切脉的，称为"总按法"；单用一指切脉的，叫"单按法"。

4. 候五十动

即每次切一侧脉的时间，不应少于脉来五十至，或不少于1分钟，必要时可延长至3～5分钟，过短则不易精确判断脉象，同时也容易漏诊结、代、促等脉。

（四）正常脉象

正常人脉象，又称"平脉"、"常脉"。常脉为三部有脉，一息四至（每分钟脉搏在70～80次），不浮不沉，不大不小，节律均匀，从容和缓，流利有力，尺脉沉取不绝。称为有胃、神、根。其中有胃，就是有胃气，脉搏表现和缓、从容、流利；有神，是指脉搏应指有力柔和，节律整齐；有根，主要表现为尺脉沉取不绝。

此外，脉象与内外环境的关系十分密切。由于气候、年龄、性别、体质、劳逸及精神状态等因素的影响，脉象也会发生某些生理性变化。例如一年四季，脉象有春弦、夏洪、秋浮、冬沉的变化；年龄越小，脉搏越快；婴儿脉急数，青壮年脉多有力，老人脉稍弦，妇女脉象较男性脉象濡弱而略快；胖人脉稍沉，瘦人脉稍浮；劳力之后、饮酒、饱食或情绪激动时，脉多快而有力，饥饿时脉来较弱；脑力劳动者脉多弱于体力劳动者等。这些均应与病脉相鉴别。另外，少数人桡动脉走向异常，脉可不显现于寸口，如有的显于寸口的背侧，名曰"反关脉"；有的从尺部斜向手背，名曰"斜飞脉"。这都不属病脉。

（五）常见病脉与主病

疾病反映于脉象的变化，称为"病脉"。现就二十八脉中临床常见的十二种病脉分述如下：

1. 浮脉

【脉象】轻取即得，重按反减。特点为脉搏部位表浅。

【主病】表证。有力为表实，无力为表虚。

【分析】外邪袭表，卫阳与之相争，脉气鼓动于外，故脉来浮而有力。若卫阳不足，卫表不固，则浮大无力。久病体虚之人，亦可见浮大无力之脉，为阳气浮越于外，属内伤重证，不可误为外感。

2. 沉脉

【脉象】轻取不应，重按始得。特点为脉搏部位较深。

【主病】里证。有力为里实，无力为里虚。

【分析】病邪在里，气血内困，正邪相搏，则脉沉而有力；脏腑虚弱，气血不足，脉气鼓动无力，故脉沉而无力。沉脉而无临床症状者，不一定是病，可见于正常人。

3. 迟脉

【脉象】脉来迟慢，一息三至（每分钟脉搏不足60次）。

【主病】寒证。有力为寒实，无力为虚寒。亦可见于热邪结聚的里实热证。

【分析】寒则气血凝滞，运行缓慢，故脉来迟。若为寒实则邪正相争为剧，脉来迟而有力。若为虚寒，属阳气失于温养，则脉来迟而无力。如果邪热内结，津伤血滞而脉迟，必迟而有力，当脉证合参。运动员和重体力劳动者，脉象常迟，属生理状态。

4. 数脉

【脉象】一息六至（每分钟脉搏 90 次以上）。特点是较正常脉搏至数快。

【主病】热证。有力为实热，无力为虚热。亦可见于虚证。

【分析】气血受热，则运行加快而呈现数象。若内热炽盛，则脉数而有力；久病阴虚，必见数而无力。若浮大虚数，按之空豁，为虚阳外浮的虚证。

5. 洪脉

【脉象】脉体宽大，应指有力，状如波涛汹涌，来盛去衰，来大去长。

【主病】热甚。

【分析】内热充斥，脉道扩张，气盛血涌，故见洪象。

6. 细脉

【脉象】细直如线，但应指明显。

【主病】诸虚劳损，尤以阴血虚少多见。又主湿邪为病。

【分析】阴虚血少，不能充盈脉道，气虚无力鼓动血液运行，故脉体细小而软弱无力，若湿邪遏抑脉道，也可见细脉。

7. 虚脉

【脉象】三部轻取重按均无力，应指松软，是一切无力脉的总称。

【主病】气血两虚。

【分析】气血不足，脉道失却血的充盈和气的鼓动，故脉来无力。

8. 实脉

【脉象】三部轻取重按皆有力，应指愊愊，是一切有力脉的总称。

【主病】实证。

【分析】正盛邪实，正邪相搏，气血壅盛，血行充盈，脉道坚满所致。其中，偏浮数为实热证，偏沉迟为寒实证。

9. 弦脉

【脉象】端直以长，挺然指下，如按琴弦。

【主病】肝胆病，诸痛证，痰饮等。亦见于老年健康者。

【分析】肝主疏泄且喜条达，调畅气机，以柔为贵。肝胆疏泄失常，气机不畅，经脉拘急，则脉道劲急而呈弦象。痛则经脉紧张，痰饮内停则气机输转不利，故二者均可见弦脉。老年人脉象多弦硬，为精血衰减的征象。

10. 滑脉

【脉象】应指圆滑，往来流利，如珠走盘。

【主病】痰饮，食积，实热诸证。同时，也是青壮年人的常脉，妇人的孕脉。

【分析】滑脉为阳气有余之象。痰、食、热等邪气壅盛于内，气实血涌，故脉来流利圆滑。青壮年人，胃气充盛，荣卫充实，脉见缓滑。妇女突然停经，若见滑脉，多为妊娠。

11. 结脉

【脉象】脉来缓慢，有不规则的间歇。

【主病】阴盛气结，寒痰，瘀血。

【分析】阴寒内结，脉道气机受阻，故脉来缓慢而时一止。寒痰瘀血，气结不疏，脉气阻滞，故脉结而有力；由气虚血弱致脉来迟而中止者，则结而无力。

12. 代脉

【脉象】脉有歇止，止有定数。

【主病】脏气衰微。

【分析】脏气衰微，元气不足，使脉气不能衔接。结代脉并见，常见于心脏器质性病变。另外，风证、痛证、七情惊恐、跌仆损伤等亦可使脉气不能衔接而见到代脉，其脉代而应指有力，应与脏气衰微相区别。

（六）相兼脉象与主病

临床上由于病人体质的差异，或多种病因相互兼夹，病变部位和性质的不断变化，往往造成两种或两种以上的脉象同时出现，则称为“相兼脉”或“复合脉”。相兼脉有二合脉、三合脉、四合脉等。如浮数与沉迟均为二合脉，浮数而虚为三合脉，浮数滑实为四合脉。一般地讲，只要不是性质完全相反的脉，均可以相兼出现。

相兼脉的主病，往往就是组成该相兼脉的各单一脉主病的综合。例如弦数脉，弦主肝胆病，数脉主热，合之弦数脉主肝火或肝胆湿热。又如沉细数，沉脉主里，细脉主阴血虚少，数脉主热，合之沉细数脉主阴虚火旺。余可类推。

二、按诊

按诊，是医生用手直接触摸按压病人某些部位，从局部的冷热、润燥、软硬、压痛、肿块或其他异常变化，推测疾病的部位、性质和病情轻重的一种诊病方法，又称触诊，包括按肌肤、手足、胸腹、俞穴等方面。兹分述如下：

（一）按肌肤

按肌肤的目的在于察明肌表的寒热、润燥、肿胀、疼痛、疮疡等，以辨别疾病的寒热虚实及邪正盛衰。

阳热盛者，多身热。初按热甚，久按热轻者，为热在表；初按热，久按热更甚者，为热在里。肌表凉，多为阳气衰。身灼热而肢厥为阳盛格阴。

皮肤润滑光泽，为津液未伤。皮肤枯燥或甲错，为津液损伤或有瘀血。皮肤湿润，为汗已出。皮肤干燥，为汗未出。

重按肌肤，审其肿胀。按之凹陷，不能即起，为水肿。按之下陷，随手即起，为气肿。

按肌肤的疼痛以辨病虚实。肌肤软，按之痛减者为虚，硬痛拒按者属实；轻按即痛者病在浅表，重按则痛者，病在深部。

对疮疡局部按诊，可辨其阴阳和成脓与否。凡疮疡漫肿不热，多为阴证、寒证；高肿局部灼热，多为阳证、热证。按之坚硬，多为无脓；边硬顶软，多为有脓。皮下肿物，状如串珠，推之可移，多为瘰疬；肿物坚硬如石，表面凹凸不平，推之不移，多为癌肿。

（二）按手足

按手足，察其寒热，以辨别人体阴阳盛衰，区分外感和内伤及疾病的顺逆。

手足俱冷，多为阳虚或寒盛；手足俱热，多为阳盛热炽。手足背部热甚，多为外感发热；手足心热甚，多为内伤或伤食引起。

此外，察手足的温凉，可候阳气的存亡，以决死生。阳虚证中，手足逆冷，为阳气将尽，预后不良；手足犹温，阳气尚存，预后较好。

（三）按胸腹

胸腹为五脏六腑之宫城，内脏病变最易反映于此，故按胸腹可测知脏腑的虚实寒热等情况。

1. 按胸部

按胸主要为按虚里。它在左乳下第四、五肋间隙心尖搏动处，为脉气所宗，是胃之大络。按虚里可候知宗气的强弱，对推测疾病的预后有着重要意义。健康人，按之应手，节律均匀，动而不紧，缓而不急。若按之动微无力，为宗气内虚。其动应衣，为宗气外泄。一时性动甚，不久复原，可见于七情惊恐、饮酒或剧烈运动。其动已绝，他处脉动也停止者，为死候。另外，乳房按之肿硬热痛，多为乳痈。乳房内有结核质软，多为肝气郁结。乳房内肿物质硬，凹凸不平，应警惕乳癌。胁下有肿块，触之或痛，多为气滞血瘀的癥积。

2. 按脘部

脘在胸骨剑突下，古人称为“心下”。主要触按软硬和有无压痛，以辨胃腑病证。心下胀满，按之坚硬而痛者，多为实证。心下胀闷，按之软，无压痛者，多为虚证。

3. 按腹部

按腹部，主要了解病变的部位、有无压痛及癥瘕积聚（并应查清其部位和大小）。如腹痛喜按为虚证，腹痛拒按为实证。全腹胀大，为臌胀。以手按之，腹壁有凹痕，有波动感者，为水臌；叩音如鼓，以手按之，腹壁无凹痕，无波动感者，为气臌。

腹内有肿块，按之质坚，推之不移，为癥为积，多为血瘀。肿块表面光滑者，多为良性；坚硬如石，表面不光滑者，多为恶性。肿块时聚时散，无有定处，按之较软，为瘕为聚，多为气滞。绕脐疼痛，左下腹按之有块累累，多为燥屎。右少腹疼痛，以手重按后放手时疼痛更剧者，多为肠痈。

（四）按俞穴

按俞穴，是通过对某些特定俞穴触摸按压，通过其异常变化和反应，来诊断脏腑病变的一种诊法。

俞穴是五脏六腑之气所转输的地方，也是经络气血汇聚之处。所以当人体内脏功能失常时，在体表一定部位就会出现异常变化和异常反应，如结节、条索状物、压痛、敏感反应等。因此，按压某一特定俞穴就可诊知相应脏腑的内在病变。如肠痈常在阑尾穴有压痛；胃痛常在胃俞、足三里穴有压痛。

诊断脏腑病变的常用俞穴有 肺病：中府，肺俞，太渊。心病：巨阙，膻中，大陵。肝病：期门，肝俞，太冲。脾病：章门，太白，脾俞。肾病：气海，太溪。大肠病：天枢，大肠俞。小肠病：关元。胆病：日月，胆俞。胃病：胃俞，足三里。膀胱病：中极。这些对临床诊断疾病都有一定的参考意义。

第五章 辨 证

辨证，就是辨识疾病的证候，它是中医认识和诊断疾病的方法。辨证的过程，就是将四诊所搜集的症状、体征、患病过程等有关资料，运用中医理论进行综合分析，辨清疾病的原因、性质、部位以及邪正之间的关系，从而概括和判断为某种性质的证的过程。辨证是为了论治，所以，正确的辨证可为论治提供可靠的依据。

中医的辨证方法很多，本章介绍八纲辨证、脏腑辨证、六经辨证、卫气营血辨证及三焦辨证等。其中，八纲辨证是辨证的总纲；脏腑辨证是各种辨证的基础，主要用于内伤病；六经辨证、卫气营血辨证、三焦辨证是外感病的辨证方法。此外，前面介绍的各种致病因素所致的常见病证及气血津液功能失常所致的各种病证，实际上就是病因辨证和气血津液辨证，本章不再单独介绍。以上各种辨证方法各有特点，对不同病证的诊断各有侧重，但又是相互联系和相互补充的，临证时应综合运用。

第一节 八纲辨证

八纲，就是表、里、寒、热、虚、实、阴、阳八个辨证的纲领。

医生对四诊所获得的各种病情资料，运用八纲进行分析综合，从而辨别病变位置的浅深，病情性质的寒热，邪正斗争的盛衰和病证类别的阴阳，以作为辨证纲领的方法，称为八纲辨证。

疾病的临床表现尽管极其复杂，但基本上都可以用八纲加以归纳。从大体病位来说，总离不开表或里；从基本性质来说，一般可区分为寒与热；从邪正斗争的关系来说，主要反映为虚或实；从病证类别来说，都可归属于阳或阴两大类。因此，运用八纲对病情进行辨别归类，可起到执简驭繁的作用，所以八纲是辨证的纲领。

一、表里

表里是辨别病位浅深的两个纲领。一般地说，外邪侵犯人体肌表，病在皮毛、肌腠、经络者属表证；病在脏腑、气血、骨髓者属里证。表里辨证，用以区分病位的浅深，对于外感病尤为重要。

在外感疾病过程中，病邪由表入里为病进；病邪从里出表为病退。

（一）表证

表证是外邪侵犯人体肌表所产生的证候。其特点是发病急，病情轻，病程短。多见于外感病的初期阶段。

【临床表现】

以恶寒（或恶风），发热，苔薄白，脉浮为主症。可兼见头身疼痛、鼻塞流涕、咳嗽、咽喉痒痛等症状。

【机理分析】

外邪侵袭肌表，卫气被遏，肌表失其正常温煦，故恶寒。邪客肌表，阻遏卫气的正常宣发，则郁而发热；邪未入里，舌象可无明显变化而仅呈薄白苔；正气抗邪于外，故脉浮。邪郁经络，气血不畅，故头身疼痛；皮毛受邪，内应于肺，肺失宣降，故有咳嗽、鼻塞流涕、咽痛等症状。

（二）里证

里证是指病变部位在内，脏腑气血功能失调所反映的证候。它是与表证相对而言的，一般地说，凡非表证（或半表半里证）的一切证候皆属于里证。其特点是病位深，病因复杂，病情较重，病程较长。多见于外感病的中、后期或内伤病。

里证的成因，大致有三种情况：一是表证不解，病邪传里，形成里证；二是外邪直接入里，侵犯脏腑而发病；三是情志内伤、饮食劳逸等因素，直接损伤脏腑气血而出现的种种证候。

【临床表现】

里证范围极广，详见脏腑辨证。一般常见表现如：壮热，烦躁神昏，口渴，腹痛，便秘或腹泻，呕吐，小便短赤，舌苔黄或白厚腻，脉沉等。

【机理分析】

邪热内传入里，或寒邪化热入里，里热炽盛，则见壮热；热扰心神，则烦躁神昏；热邪伤津，则口渴，大便秘结，小便短赤；若寒邪凝滞中焦则腹痛，脾失健运则腹泻；胃失和降则呕吐。苔黄或白厚腻，脉沉等，均为疾病在里之征。

（三）半表半里证

半表半里证在六经辨证中称为少阳病证。是指外邪由表内传，尚未入里；或里邪出表，尚未至表，正邪相搏于表里之间，而出现的既不同于表证，又不同于里证的一类证候。临床以往来寒热，胸胁苦满等为特征性表现。

二、寒热

寒热是辨别疾病性质的两个纲领。寒证与热证是阴阳偏盛或偏衰的具体表现，一般地说，寒证是阴盛或阳虚的表现；热证是阳盛或阴虚的表现。但必须注意，恶寒、发热与寒证、热证不同，特别是不能以体温的高低来辨别寒证、热证。

（一）寒证

寒证是感受寒邪或机体阴盛、阳虚所表现的证候。

【临床表现】

各类寒证的临床表现不尽一致，一般常见表现如：畏寒喜暖，面色苍白，口淡不渴，手足不温，小便清长，大便稀溏，痰涕清稀，舌淡苔白润，脉迟或紧等。

【机理分析】

本证多因外感寒邪或饮食生冷，或内伤久病，阳气受损所致。寒邪伤阳或阳气不足，机体失于温养，故见畏寒喜暖，手足不温；寒凝血涩，不能上荣于面，故面色苍白；寒不消水，津液未伤，故口淡不渴，痰、涕、便、尿等分泌物、排泄物清冷；阳虚不化，寒湿内盛，则舌淡苔白润；阴盛阳虚，血行迟滞或经脉拘急，故脉来迟或紧。

（二）热证

热证是感受热邪，或机体阳盛、阴虚所表现的证候。

【临床表现】

各类热证表现不尽一致，一般常见表现如：发热喜凉，面红目赤，烦躁不宁，口渴饮冷，大便秘结，小便黄赤，舌红苔黄燥，脉数或滑数等。

【机理分析】

本证多因外感火热之邪，或寒湿郁而化热，或五志化火，导致阳热亢盛；亦可因久病伤阴，或房劳阴精耗损，致使阴虚阳亢（虚热）所致。

阳热亢盛，故发热喜凉；火性上炎，则面红目赤；热扰心神，则烦躁不宁；热盛伤津，故渴喜冷饮，小便黄赤；肠热津亏，则大便秘结；舌红，苔黄燥，脉数或滑数，皆火热内盛之象。

（三）寒热真假证

当寒证或热证发展到寒极或热极的严重阶段，有时会出现与疾病本质相反的一些假象，即所谓真寒假热、真热假寒。这里所说的“真”是指疾病的本质，“假”是指疾病的某些表面现象。只有正确辨别寒热真假，才能抓住疾病本质，作出正确处理。

1. 真寒假热证

真寒假热证是指内有真寒而外见假热的证候。是由阴寒内盛，格阳于外所致，故又称“阴盛格阳”。其临床表现是：身热，面赤，口渴，脉大，似属热证。但身虽热而久按不热，病人反欲加衣被；面虽赤但颧红如妆；口虽渴但喜热饮；脉虽大但按之无力。同时还兼见四肢厥冷，小便清长，下利清谷，舌淡苔白等真寒症状。只要全面分析，不难看出本证是内有真寒而外见假热。

2. 真热假寒证

真热假寒证是指内有真热而外见假寒的证候。是由邪热内盛，格阴于外所致，故又称“阳盛格阴”。其临床表现是：手足厥冷，脉沉，似属寒证。但虽手足厥冷而胸腹灼热，不恶寒，不欲加衣盖被，反弃衣掷被；脉虽沉但数而有力。同时还兼见烦渴喜冷饮，便秘尿赤，舌红苔黄干等真热假寒症状，且内热愈盛肢冷愈重，即所谓“热深厥亦深”。

三、虚实

虚实是辨别邪正盛衰的两个纲领。虚指正气不足，实指邪气亢盛。若正虚邪实同时存在，即为虚实夹杂症。辨别证候的虚实，可以了解病体的邪正盛衰，为治疗提供依据。

（一）虚证

虚证是人体正气不足而产生的各种虚弱证候的概括。

【临床表现】

虚证有气、血、阴、阳及脏腑各种不同虚损，一般常见表现如：精神萎靡，面色无华，身倦乏力，气短自汗，大便滑脱，小便频数或失禁，舌淡胖嫩，脉沉迟无力。或五心烦热，两颧发红，盗汗，舌红少津，脉沉细数等。

【机理分析】

本证多因年老体衰，久病或饮食失调，劳逸过度所致。阳气虚则温养、固摄无力，故见精神萎靡，面色无华，身倦乏力，气短自汗，大便滑脱，小便频数或失禁；阳气不足，水湿不化，血不上荣，故见舌淡胖嫩；阳虚生寒，气血运行迟缓，故脉来沉迟无力。阴虚血少，虚火内生，故五心烦热，两颧发红，盗汗，舌红少津，脉细而数。

（二）实证

实证是邪气亢盛，正气未衰，邪正相争剧烈所表现的一类证候。

【临床表现】

实证的范围极为广泛，临床表现十分复杂，一般常见表现如：身热面赤，烦躁不安，甚至神昏谵语，呼吸气粗，脘腹胀满，疼痛拒按，大便秘结，小便短赤或淋漓涩痛，或体内有痰饮、瘀血、食积等，舌质苍老，苔厚腻，脉实有力等。

【机理分析】

本证多由外邪入侵，或脏腑功能失调，代谢障碍，痰饮、水湿等病理产物停滞所致。

热邪炽盛，故身热面赤；邪热扰心，则烦躁不安，甚则神昏谵语；热邪阻肺，肺失宣降，则呼吸气粗；实邪积于肠胃，则脘腹胀满，疼痛拒按，大便秘结；热盛伤津，则小便短赤；湿热下注膀胱，热迫尿道，则小便淋漓涩痛；舌质苍老，苔厚腻，脉实有力，均为实邪内结之象。

（三）虚实真假

在虚证与实证的发展过程中，有时会出现与疾病本质相反的一些假象，即所谓“虚实真假”。多见于疾病的危重阶段。

1. 真虚假实证

疾病本质为虚证，反见某些类似实的假象，称为真虚假实证。如脏腑虚弱，气血不足，运化无力，因而出现腹部胀痛，脉弦等类似实证的假象。仔细诊察，腹虽胀而时胀时减，不似实证之持续不减；腹虽痛，不似实证之拒按，而是喜按；脉虽弦，但重按则无力。综合分析，说明虚是疾病本质，实是假象。

2. 真实假虚证

疾病本质为实证，反见某些虚羸之象，称为真实假虚证。如素体痰热内盛，热结胃肠，痰食壅滞，大积大聚，致使经络阻滞，气血不能畅达，因而出现神情沉默，身体倦怠，脉沉伏等类似虚证的假象。若仔细辨认，病人虽神情沉默，却时有烦躁；虽身体倦怠，但稍动反感舒适；脉虽沉，但按之有力。这说明虚羸之象是假，实热壅结是真。因此，病变的本质是实不是虚。

四、阴阳

阴阳是概括证候类别的两个纲领。疾病的证候虽然复杂多变，但总括起来，可分为阴阳两大类。即里、虚、寒属阴，表、热、实属阳。由于阴阳可概括其余六纲，故又称阴阳是八纲辨证的总纲。

（一）阴证与阳证

由于阴阳是辨证归类的最基本纲领，因此，所谓阴证与阳证，是对各种证候从整体上作出的最基本的概括。

凡符合“阳”的一般属性的证候，称为阳证。如临床所见兴奋、躁动、明亮等表现的表证、热证、实证，一般可归属为阳证。

凡符合“阴”的一般属性的证候，称为阴证。如抑制、沉静、衰退、晦暗等表现的里证、寒证、虚证，可归属为阴证。

（二）阴虚与阳虚

1. 阴虚

阴虚是由于阴精亏损而导致阴不制阳的虚热证候。

【临床表现】

形体消瘦，头晕目眩，口燥咽干，心悸失眠，甚则五心烦热，潮热，盗汗，颧红，舌红少津或红绛，脉细数等。

【机理分析】

阴精亏损，滋养和濡润作用减弱，故见形体消瘦，头晕目眩，口燥咽干，心悸失眠等。阴虚不能制阳，虚热内生，甚则阴虚火旺，则见五心烦热，潮热，盗汗，颧红；舌红少苔或红绛，脉细数，皆为阴虚内热征象。

2. 阳虚

阳虚是由于阳气亏损而导致阳不制阴的虚寒证候。

【临床表现】

精神疲惫，或萎靡不振，语声低微，形寒肢冷，面色㿠白，大便溏泄，小便清长，舌质淡，苔白润，脉弱或沉迟无力。

【机理分析】

阳气不足，虚寒内生，机体失于温养，故精神疲惫，或萎靡不振，形寒肢冷，面色㿠白；肺气不足，则语声低微；脾肾阳虚则尿清便溏；舌质淡，苔白润，脉弱或沉迟无力，皆为虚寒之象。

（三）亡阴与亡阳

1. 亡阴

亡阴是指阴液大量耗损，严重亏乏而欲绝所表现出的危重证候。

【临床表现】

汗出热而粘，肌肤热，手足温，口渴喜冷饮，烦躁不安，气息短促，舌干无津，脉细数无力。

【机理分析】

本证多因久病阴液亏损，或高热大汗，吐泻过度，大失血等所致。

阴竭阳亢，煎熬并迫津外出，故汗热而粘；肌肤热，手足温，烦躁不安，气息短促，舌干无津，脉细数无力，均为阴液耗竭，虚阳外浮之象。

2. 亡阳

亡阳是指体内阳气极度衰微而表现出的阳气欲脱的危重证候。

【临床表现】

大汗淋漓，汗出冷而清稀，肌肤不温，手足厥冷，神情淡漠，呼吸气微，舌淡润，脉微欲绝。

【机理分析】

本证多由久病阳衰，或大汗、大吐、大泻、大失血等使阳气随阴液耗竭所致。

由于阳气极度衰微而欲脱，失去温煦、固摄、推动功能，故见冷汗，肢厥，身冷，神情淡漠，息微，脉微欲绝等危重表现。

由于阴阳互根，阴竭则阳气无所依附而散越，阳亡则阴无以化生而告竭，故亡阴、亡阳二者常互相影响，但临床上亡阴导致亡阳较常见。

第二节 脏腑辨证

脏腑辨证，是以脏腑的生理功能和病理变化为依据，对疾病证候进行分析、归纳，从而推断疾病所在的脏腑部位、病变性质，以及发病机理的一种辨证方法。简言之，即以脏腑为纲，对疾病进行辨证。

脏腑辨证是中医临床各科辨证的基础，是整个辨证体系中的重要组成部分。根据脏腑不同的生理功能及其病理变化来分辨证候，是脏腑辨证的理论依据。

脏腑的病变复杂，证候多种多样，本节仅介绍临床上比较常见、比较典型的证候。

一、心与小肠病辨证

心的病变主要反映在血脉及神志的异常。临床以心悸、怔忡、心痛、心烦、失眠、健忘、神昏、神识错乱等为心病的常见症。此外，心开窍于舌，某些舌体的病变，如舌痛、舌疮等，亦常归属于心。

心的病证有虚实之分，虚证多为气、血、阴、阳不足；实证多由火、热、痰、瘀等邪气侵扰所致。小肠的病变主要有心热移于小肠。

（一）心气虚与心阳虚

心气虚是心的功能活动衰弱所表现的证候；心阳虚是心阳虚衰，虚寒内生所表现的证候。

【临床表现】

心气虚与心阳虚的共同表现为心悸怔忡，胸闷气短，自汗，活动或劳累后加重，脉虚或结代。兼见面色淡白，神疲乏力，舌质淡等症，为心气虚；兼见畏寒肢冷，面色㿠白或暗滞，心痛，舌淡胖或紫暗，苔白滑，脉细弱等症，为心阳虚。

【机理分析】

本证多由素体虚弱，久病失养，年老脏器虚衰等因素引起。

心气心阳不足，鼓动无力，故见心悸、怔忡；阳虚则胸阳不振，故见胸闷气短；气虚阳弱，不能外固肌表则自汗；“劳则气耗”，故活动或劳累后病情加重；面色淡白，神疲乏力，舌质淡等症，皆为气虚表现。气虚进一步发展，损及心阳，阳虚生寒，故见畏寒肢冷；寒凝经脉，心脉痹阻则心痛；阳虚不能运血上荣，甚或瘀滞，则面色㿠白或暗滞；舌淡胖，苔白滑，为阳虚寒盛之象。脉虚、结代、细弱，皆为阳气虚衰，运血无力所致。

（二）心血虚与心阴虚（心脾两虚）

心血虚是指心血不足，血不养心所表现的证候；心阴虚是心阴亏损，虚热内扰所表现的证候。心血虚与脾气虚的证候共见，称为心脾两虚。

【临床表现】

心血虚与心阴虚的共同症状是心悸、失眠、多梦。兼见面色淡白，眩晕，健忘，唇舌色淡，脉细无力为心血虚；兼见五心烦热，潮热盗汗，颧红，舌红少津，脉细数为心阴虚。

心血虚证兼见食欲不振，腹胀便溏，倦怠乏力，面色萎黄，或皮下出血，或女子月经淋漓不尽等脾气虚表现，则为心脾两虚。

【机理分析】

本证多由阴血生成不足，或久病暗耗阴血，或失血过多，或劳心耗血等因素所致。心血亏虚影响脾气或脾虚生血无源影响于心，均可导致心脾同病。

阴血不足，心失所养，心动失常，故见心悸；血不养心，心神不安，则失眠多梦。血虚不能上荣于头面，则面色淡白，眩晕健忘，舌质色淡；血少脉道不充，故脉细无力。阴虚不能制阳，虚热内生，故见五心烦热，潮热盗汗，颧红，舌红少津；脉细数，为阴虚内热之象。

心脾两虚是心血不足，脾气虚弱所表现的证候。脾虚运化失健，故食欲不振，腹胀便溏；脾不统血，可见皮下出血，女子月经淋漓不尽；面色萎黄，倦怠乏力，均为气血亏虚之征。

（三）心火亢盛

心火亢盛，是心火内炽表现的实热证候。

【临床表现】

心烦失眠，夜寐不安，面赤口渴，尿黄便结，舌尖红赤苔黄，脉数有力。或见舌体生疮，或见吐血、衄血，甚或狂躁谵语等。

【机理分析】

本证多由气郁化火，或火热之邪内侵，或过食辛热之物，久蕴化火所致。以神志症状及舌、脉出现火热炽盛之象为审证要点。

火热内扰心神，故见心烦失眠，夜寐不安，甚或狂躁谵语；火邪伤津则口渴、尿黄便结；火热炎上则面赤，舌体生疮；火邪迫血妄行，则见吐血、衄血；舌尖红赤苔黄，脉数有力，均为里热之象。

（四）心脉痹阻

心脉痹阻是由瘀血、痰浊、阴寒、气滞等因素阻痹心脉所表现的证候。

【临床表现】

心悸怔忡，心胸憋闷作痛，痛引肩背内臂，时作时止。或见痛如针刺，舌暗或有青紫斑点，脉细涩或结代；或见心胸闷痛，体胖痰多，舌苔白腻，脉滑；或遇寒痛剧，得温痛减，舌淡苔白，脉沉迟或沉紧；或疼痛而胀，常喜太息，舌淡红，脉弦。

【机理分析】

本证多因正气先虚，心阳不振，复因瘀血、痰浊、阴寒、气滞等有形之邪阻滞心脉所致。以心悸怔忡，心胸憋闷作痛为审证依据，但因其原因有别，应据不同病因分辨其特点。

心阳不振，心失温养，故见心悸怔忡；血行无力，心脉痹阻，故心胸憋闷疼痛；心经循肩臂而行，故痛引肩背内臂。瘀血内阻则刺痛，舌暗或有瘀斑，脉细涩或结代；痰浊内盛则闷痛，体胖痰多，舌苔白腻，脉沉迟或沉紧；气机郁滞则胀痛，善太息，脉弦。

（五）痰火扰心

痰火扰心，是指痰火内扰心神所表现的证候。

【临床表现】

发热烦躁，面赤口渴，痰多色黄，甚则狂躁妄动，语言错乱，打人毁物，或见神昏谵语，舌质红，苔黄腻，脉滑数。

【机理分析】

本证多因情志刺激，气郁化火，煎熬津液成痰，或外感热邪，灼津为痰，痰火扰乱心神所致。以精神狂躁妄动，伴有苔黄腻，脉滑数等痰火征象为辨证要点。

痰火扰心有外感和内伤之分。外感热病中，痰火扰心，轻则发热烦躁，重则狂躁妄动，神昏谵语；火热炎上则面赤；热灼津伤则口渴；火热熬津成痰，故痰多色黄。内伤杂病中，痰火内盛，闭扰心神，轻则心悸失眠，重则发狂，语言错乱，打人毁物。舌红，苔黄腻，脉滑数，均为痰火内盛之象。

（六）痰迷心窍

痰迷心窍是指痰浊上扰蒙闭心神所表现的证候。

【临床表现】

意识模糊，甚则昏不知人，或精神抑郁，神识痴呆，喃喃独语，举止失常。或突然昏仆，不省人事，口吐涎沫，喉中痰鸣。面色晦滞，胸闷作呕，舌苔白腻，脉滑。

【机理分析】

本证多因湿浊酿痰，或情志不遂，气郁生痰，致痰浊蒙闭心神所致。以神识异常和痰浊内盛见症为审证要点。

痰浊内盛，心神被蒙，故意识模糊，甚则昏不知人；痰气搏结，阻蔽神明，则精神抑郁，神识痴呆，喃喃独语，举止失常；肝风挟痰上迷心窍则突然昏仆，不省人事，口吐涎沫，喉中痰鸣；痰浊内阻，清阳不升，浊气上泛，故面色晦滞；胃失和降则胸闷作呕；舌苔白腻，脉滑，为痰浊内盛之征。

（七）心热移于小肠

心热移于小肠是指心火下移小肠所表现的实热证候。

【临床表现】

心烦口渴，口舌生疮，小便赤涩，尿道灼痛，或尿血，舌尖红，苔黄，脉数。

【机理分析】

本证多由感受火热邪气，或情志过极化火等，致心火亢盛，移热于小肠而发病。以心火炽盛表现及小便赤涩灼痛为辨证要点。心火亢盛，故心烦口渴，口舌生疮，舌尖红，苔黄，脉数；心火随经下移于小肠，故见小便赤涩，尿道灼痛，甚或尿血。小便异常本属膀胱病证，当与小肠无关，然而古人认为小肠分清别浊，能使水液入于膀胱，因而将其当作小肠病变。心热移于小肠也作为临床一个常见证候一直沿用。

二、肺与大肠病辨证

肺的病变主要反映在呼吸功能障碍，水液代谢失常，以及卫外机能失职等方面。其表现以咳嗽、喘促、咯痰、胸痛，及声音变异、鼻塞流涕，或水肿等为常见。

肺病证候有虚、实两类。虚证多为气虚及阴虚；实证多因风、寒、燥、热等外邪侵袭和痰湿阻肺所致。大肠病证有大肠湿热、肠燥津亏等。

（一）肺气虚（心肺气虚）

肺气虚是指肺气不足和卫表不固所表现的证候。心肺气虚是指由于心肺两脏气虚而表现的以心悸咳喘为主的证候。

【临床表现】

咳喘无力，少气短息，动则益甚，咳痰清稀，声低懒言，神疲体倦。或有自汗，畏风，易于感冒，舌淡苔白，脉虚弱。

兼见心悸，胸部憋闷，或口唇青紫，或舌质暗淡，脉结代等心气虚表现，为心肺气虚。

【机理分析】

本证多由久病咳喘耗伤心肺之气，或年高体弱、劳倦耗气等因素引起。肺气虚以咳喘无力，吐痰清稀及气虚见症为审证要点；心肺气虚以心悸、咳喘，并伴见气虚表现为辨证依据。

肺气亏虚，呼吸功能减弱，故咳喘无力；动则耗气，故咳喘益甚；水津不布，聚而成痰，随肺气上逆，故见咳痰清稀；声低懒言，神疲体倦为气虚见症；肺气虚则卫表不固，故见自汗、畏风、易于感冒。舌淡苔白、脉弱亦为气虚之象。

心肺气虚则在肺气虚的基础上又见心气虚表现。心气不足，鼓动无力，则见心悸；心肺气虚，胸中宗气运转无力，则胸部憋闷；气虚血滞，故见口唇青紫或舌质暗淡；心脉之气无力而不得接续，则见结代脉。

（二）肺阴虚（肺肾阴虚）

肺阴虚是指肺阴不足，虚热内生所表现的证候。肺肾阴虚是指肺肾两脏阴液亏虚，虚火内扰所表现的虚热证候。

【临床表现】

咳嗽无痰，或痰少而粘不易咳出，或痰中带血，声音嘶哑。形体消瘦，潮热盗汗，五心烦热，口燥咽干，颧红，舌红少津，脉细数。兼见腰膝酸软，男子遗精，女子月经不调等，为肺肾阴虚。

【机理分析】

本证多由久咳伤阴，或痨虫蚀肺，或热病后期肺津受损所致。若肺虚及肾，或肾阴虚累及肺阴亦亏，可致肺肾阴虚。肺阴虚以干咳痰少伴阴虚内热表现为辨证要点。兼见腰膝酸软、遗精为肺肾阴虚的辨证依据。

肺阴不足，虚火灼肺，故干咳少痰，咯痰不爽；肺络灼伤，则痰中带血；肺阴虚不能滋润咽喉则口燥咽干，甚则声音嘶哑；不能濡养肌肤则形体消瘦；虚火内炽则五心烦热，潮热盗汗；虚火上炎则颧红；舌红少津，脉细数，均为阴虚内热之象。若肾阴亏虚，腰膝失于滋养，则见腰膝酸软；虚火扰动精室，则见遗精；阴精不足，冲任失调，则见女子月经不调等症。

（三）风寒束肺

风寒束肺是指风寒袭表，肺气被束所表现的证候。

【临床表现】

咳嗽，痰稀薄色白，恶寒，微发热，无汗，鼻塞流涕，舌苔薄白，脉紧。

【机理分析】

本证多由风寒之邪侵袭肺卫，致使肺卫失宣而成。以咳嗽，痰液清稀和风寒表证并见为审证要点。

外感风寒，袭表犯肺，肺气被束，失于宣降，故咳嗽；肺津不布，聚成痰饮，故咳吐痰液稀白；鼻为肺窍，肺气失宣则鼻塞流清涕；风寒客表，卫气郁遏则恶寒、发热、无汗。邪未传里，故舌苔薄白；脉浮紧为风寒在表之象。

（四）风热犯肺

风热犯肺是指风热之邪侵袭肺系，肺卫受病所表现的证候。

【临床表现】

咳嗽，痰稠色黄，鼻塞流浊涕，发热微恶风寒，口微渴，或咽喉疼痛，舌尖红，苔薄黄，脉浮数。

【机理分析】

本证多因外感风热之邪，侵犯肺卫所致。以咳嗽和风热表证并见为辨证要点。

风热袭肺，肺失宣发则咳嗽；热邪灼液为痰，故痰稠色黄；肺气失宣，鼻窍不利，津液为风热熏蒸，故鼻塞流浊涕；肺卫受邪，卫气抗邪则发热；卫气郁遏，肌表失于温煦则恶寒；热伤津液则口微渴，咽痛；舌尖红，苔薄黄，脉浮数，为风热袭表犯肺之征。

（五）燥邪伤肺

燥邪伤肺是指外界燥邪侵犯肺卫，肺系津液耗伤所表现的证候。

【临床表现】

干咳无痰，或痰少而粘，难以咯出，唇、舌、鼻、咽干燥。或身热恶寒，头身疼痛，甚或胸痛咯血。舌红苔薄少津，脉浮数。

【机理分析】

本证多因秋令感受燥邪，或风温之邪化燥伤津所致。以咳嗽痰少，鼻、咽、口干燥少津为辨证要点。

燥邪犯肺，肺失滋润，清肃失职，故干咳无痰或痰少、粘稠难咯；肺津耗伤，津少不布，故唇、舌、鼻、咽干燥；燥邪袭表，肺卫失宣，则见身热恶寒，头身疼痛；若燥邪化热，灼伤肺络，可见胸痛咯血；舌红苔薄少津，脉浮数，为燥邪袭表犯肺之象。

（六）痰热壅肺

痰热壅肺是指痰热互结，壅闭于肺，致使肺失宣降而表现的肺经实热证候。

【临床表现】

咳嗽气喘，咯痰黄稠量多，胸闷，甚则鼻翼煽动，或咳吐脓血臭痰，胸痛，发热，便秘尿赤，舌红苔黄腻，脉滑数。

【机理分析】

本证多因外邪犯肺，郁而化热，炼液成痰，或素有宿痰，内蕴日久化热，痰与热结，壅阻于肺所致。以咳喘痰多及里实热证并见为辨证要点。

痰热壅阻于肺，肺失清肃，肺气上逆，故咳嗽气喘，咯痰黄稠量多，胸闷；甚则肺气郁闭，则见鼻翼煽动；若痰热阻滞肺络，气滞血壅，肉腐血败，则见咳吐脓血腥臭痰，胸痛；里热炽盛，蒸达于外，故发热；热灼津伤，则便秘尿赤；舌红苔黄腻，脉滑数，为痰热内盛之征。

（七）痰浊阻肺

痰浊阻肺是指痰浊阻滞于肺，肺失宣降所表现的证候。

【临床表现】

咳嗽痰多，色白而粘易咯，胸闷，甚则气喘痰鸣，舌淡苔白腻，脉滑。

【机理分析】

本证多因脾失健运，聚湿成痰，上渍于肺，或感受寒湿，或久咳伤肺，津液不布，聚为痰浊，肺气被阻所致。以咳嗽，痰多色白易咯，苔白腻，脉滑为辨证要点。

痰浊阻肺，肺气上逆则咳嗽痰多，色白而粘易于咯出；痰浊阻滞气道，肺气不利，则为胸闷，甚则气喘痰鸣；舌苔白腻，脉滑，均为痰浊内盛之象。

（八）大肠湿热

大肠湿热是指湿热侵袭大肠所表现的证候。

【临床表现】

腹痛，下痢脓血，里急后重，或暴注下泻，色黄而臭，肛门灼热，小便短赤，身热口渴，舌质红，苔黄腻，脉滑数。

【机理分析】

本证多因夏秋之季感受湿热邪气，侵犯肠道，或饮食不洁，致使湿热秽浊之邪蕴结肠道而成。以下痢或泄泻及湿热征象为辨证要点。

湿热之邪蕴结大肠，壅阻气机，故腹痛；熏灼肠道，脉络受伤，故见下痢脓血；火热之性急迫，热蒸肠道，故有腹中急迫感及肛门灼热；湿阻肠道，气滞不畅，故肛门滞重而大便不畅；若热迫肠道，水液下注，则见暴注下泻，便色黄而臭秽；热邪伤津，则口渴，小便短赤；热蒸于外，则身热；湿热内蕴，故舌质红，苔黄腻，脉滑数。

（九）肠燥津亏

肠燥津亏是指津液亏耗，大肠失去濡润所表现的证候。

【临床表现】

大便秘结干燥，难以排出，常数日一行而无所苦。或伴口干咽燥，口臭头晕，舌红少津，脉细涩。

【机理分析】

本证多由素体阴亏或久病伤阴，或热病后期津伤未复，或年老阴血亏少，妇女产后出血过多等因素所致。以大便干燥难以排出为辨证要点。

体内津液不足，肠道失去濡润而传导不行，故大便干结，难以排出，常数日一行；阴亏于内，口咽失润，故口干咽燥；大便日久不解，浊气不得下泄而上逆，故有口臭头晕；舌红少津，脉细涩，皆为燥热伤津之象。

三、脾与胃病辨证

脾的病变主要表现在消化功能失常以及水湿潴留，统血失职，清阳不升等方面。其常见症状有腹胀或痛、纳少、便溏、浮肿、出血、内脏下垂等。胃的病变主要表现在胃失和降，气逆于上等方面，以呕恶、呃逆、嗳气等为常见症。

脾胃病证，有寒热虚实的不同。脾病虚证主要有脾气虚、脾阳虚、脾气下陷、脾不统血等；实证多为寒湿或湿热之邪困阻中焦。胃病虚证多指阳气与阴津的不足；实证多由食积或寒、热、燥邪困扰所致。

（一）脾气虚

脾气虚在临床上常见下面三种情况：

1. 脾失健运

脾失健运是指脾气虚弱而致运化失常所表现的证候。

【临床表现】

纳少腹胀，食后尤甚，大便稀溏，精神不振，肢体倦怠，少气懒言，面色萎黄，或见浮肿，舌淡苔白，脉缓弱。

【机理分析】

本证多因饮食失调，劳累过度，或其他急慢性疾患耗伤脾气所致。以消化功能减退和气虚征象共见为辨证要点。

脾气不足，胃气亦弱，腐熟化食功能减退，故食少腹胀；食后脾气益困，消谷更难，故食后腹胀尤甚；脾虚运化失常，水湿不化，下注肠中，则大便稀溏；脾失健运，精微不布，化源不足，机体失养，则见精神不振，肢体倦怠，少气懒言，面色萎黄；脾虚不运，水湿浸渍肌肤，故见浮肿；舌淡苔白，脉象缓弱，为脾气虚弱之象。

2. 脾不统血

脾不统血是指脾气亏虚不能统摄血液，而致血逸脉外为主要表现的证候。

【临床表现】

便血，尿血，肌衄，齿衄，或妇女月经过多，崩漏等，兼见脾不健运的证候。

【机理分析】

本证多因久病脾气虚弱，或劳倦伤脾等引起。以各种出血症伴见脾失健运表现为辨证要点。

脾主统血，若脾气亏虚，统摄无权，致使血液不能循经而逸于脉外，则出现各种出血。如逸于胃肠，则见便血；逸于膀胱，则见尿血；逸于肌肤，则为肌衄；脾虚统血无权，冲任不固，则妇女月经过多，甚则崩漏。由于本证为脾气虚的一种表现形式，故同时兼见脾不健运表现。

3. 中气下陷

中气下陷是指脾气亏虚，升举无力反而下陷所表现的证候。

【临床表现】

脘腹坠胀，食后益甚，或便意频数，肛门重坠，或久泄不止，甚或脱肛，或见胃及子宫下垂，兼见脾不健运证候。

【机理分析】

本证多由脾气虚进一步发展，或久泄久痢，或劳倦过度等原因损伤脾气所致。以体虚气坠，内脏下垂等为审证要点。

脾气主升，能升发清阳，举托内脏。脾虚升举无力，内脏失于举托，故脘腹重坠作胀，食后更甚；中气下陷，故便意频数，或久泄不止，甚或脱肛，或胃及子宫下垂等。本证因脾气虚引起，故兼有脾不健运表现。

（二）脾阳虚（脾胃虚寒、脾肾阳虚）

脾阳虚是指脾阳虚衰，阴寒内生所表现的虚寒证候。兼有胃阳不足表现，称为脾胃虚寒；伴有肾阳虚衰表现，称为脾肾阳虚。

【临床表现】

纳少腹胀，腹痛喜温喜按，大便溏薄清稀，面白不华或虚浮，四肢不温，或肢体困重，或周身浮肿，小便不利，或白带量多质稀，舌淡胖，苔白滑，脉沉迟无力。兼有胃脘绵绵冷痛，泛吐清水，或挟有不消化食物，为脾胃虚寒。兼有腰膝或下腹冷痛，久泄久痢不止，或五更泄泻，称为脾肾阳虚。

【机理分析】

本证多因脾气虚衰进一步发展，或饮食失调，过食生冷，损伤脾胃阳气，或肾阳不足，命门火衰，火不生土所致。以脾虚失运，消化机能减弱与虚寒之象并见为辨证要点。脾胃虚寒兼胃失和降表现；脾肾阳虚兼泻利浮肿，腰腹冷痛表现。

脾阳虚衰，运化无权，故纳少腹胀，大便溏薄清稀；虚寒内生，寒凝气滞，故腹痛喜温喜按；阳虚温煦失职，故形寒肢冷，面白无华或虚浮；阳虚水湿不运，水液内停，则小便不利；流溢肌肤则肢体困重，甚则周身浮肿；水湿下渗则白带清稀而量多；舌质胖，苔白滑，脉沉迟无力，皆为阳虚水寒不化之象。若兼胃阳虚，则虚寒凝滞胃腑气机，故胃脘绵绵冷痛；受纳腐熟功能减退，水谷不化，随胃气上逆，则泛吐清水，或挟有不消化食物。肾阳虚衰，腰膝失于温养，故腰膝冷痛；阳虚阴寒内盛，气机凝滞，故下腹冷痛；脾肾阳虚，运化及排泄二便功能失职，则久泄久利，五更泄泻。

（三）寒湿困脾

寒湿困脾是指寒湿内盛，中阳受困所表现的证候。又称“湿困脾阳”、“寒湿中阻”。

【临床表现】

脘腹痞闷胀痛，食少便溏，泛恶欲吐，口淡不渴，头身困重，或肢体浮肿，小便短少，或肌肤面目发黄，色晦暗不泽，或妇女白带量多，舌淡胖，苔白腻，脉缓弱。

【机理分析】

本证多因过食生冷，以致寒湿停滞中焦，或因冒雨涉水，久居湿地，寒湿内侵，或过食肥甘，湿浊内生，困阻中阳所致。以脾胃纳运功能障碍及寒湿内盛的表现为辨证要点。

脾喜燥恶湿，寒湿内盛，中阳受困，运化失司，升降失常，故脘腹痞闷，甚或胀痛，食少便溏；中阳受阻，胃失和降，故泛恶欲吐；湿性重浊，故肢体沉重；脾阳被寒湿所困，不能温化水湿，泛溢肌肤，可见肢体浮肿，小便短少；寒湿困阻中阳，肝胆疏泄失职，胆汁外溢，则见肌肤面目发黄，色晦暗不泽；湿邪下注，故见妇女白带量多；口淡不渴，舌淡胖苔白腻，脉缓弱，均为寒湿内盛之象。

（四）湿热蕴脾

湿热蕴脾是指湿热内蕴中焦，脾胃纳运功能失职所表现的证候。又称“中焦湿热”、“脾胃湿热”。

【临床表现】

脘腹痞闷，纳呆厌食，恶心呕吐，身重肢倦，大便溏泄不爽，小便短赤，或面目肌肤发黄，色鲜明如橘，皮肤发痒，或身热起伏，汗出热不解，舌红苔黄腻，脉濡数。

【机理分析】

本证多因感受湿热之邪，或因过食辛热肥甘，或嗜酒无度，酿成湿热，内蕴脾胃所致。以脾的运化功能障碍和湿热内阻的症状共见为辨证要点。

湿热蕴结脾胃，纳运失司，升降失常，故脘腹痞闷，厌食呕恶；脾为湿困，则身重肢倦；湿热蕴脾，气机不畅，故大便溏泄不爽，小便短赤不利；湿热熏蒸肝胆，胆汁外溢，则身目发黄，色泽鲜明如橘；湿热郁中，营卫不和则皮肤发痒；湿遏热伏，热处湿中，湿热熏蒸则身热起伏，汗出热不解；舌红苔黄腻，脉濡数，均为湿热内盛之象。

（五）胃阴虚

胃阴虚是指胃之阴液不足，胃失濡润所表现的证候。

【临床表现】

胃脘隐痛，饥不欲食，或脘痞不舒，或胃脘嘈杂，或干呕呃逆，口燥咽干，大便干结，小便短少，舌红少津，脉细而数。

【机理分析】

本证多因久病胃阴耗伤，或情志郁结，气郁化火，灼伤胃阴，或因吐泻太过，伤津耗液，或过食辛热之品，耗伤胃阴所致。以胃失和降见症与阴亏失润的表现为辨证要点。

胃阴不足，虚热内生，热郁于胃，胃气失和，故胃脘隐痛，脘痞嘈杂不适；胃失濡润，故饥不欲食；胃失和降，胃气上逆，故见干呕呃逆；胃阴亏虚，津不上润则口燥咽干；津伤胃燥及肠，肠道失润，故大便干结；小便短少，舌红少津，脉细数，皆为阴液亏少之征。

（六）胃火（热）

胃火是指胃中火热炽盛所表现的实热证候。

【临床表现】

胃脘灼痛，拒按，渴喜冷饮，或消谷善饥，或牙龈肿痛溃烂，齿衄，大便秘结，小便短黄，舌红苔黄，脉滑数。

【机理分析】

本证多因邪热犯胃，或情志不遂，气郁化火犯胃，或过食辛燥温热之品等，以致胃火亢盛而成。以胃脘灼热疼痛及实火内炽见症为辨证要点。

火热之邪，郁扰于胃，胃气失和，故胃脘灼痛而拒按；热邪伤津，故渴喜冷饮；胃火炽盛，机能亢进，故消谷善饥；胃的经脉络于牙龈，胃火循经上炎，气血壅滞，故牙龈红肿疼痛，甚则化脓、溃烂；血热妄行，则见齿衄；热盛伤津，则大便秘结，小便短赤；舌红苔黄，脉滑数，为火热内盛之象。

（七）食滞胃脘

食滞胃脘是指饮食停滞于胃脘所表现的食积证候。

【临床表现】

胃脘胀满疼痛、拒按，厌食，嗳腐吞酸，或呕吐酸腐食物，吐后胀痛得减，或肠鸣腹痛，泻下臭秽，舌苔厚腻，脉滑或沉实。

【机理分析】

本证多由饮食不节，暴饮暴食，或脾胃虚弱，运化失健等因素引起。以胃脘胀闷疼痛，呕吐物酸腐食臭为辨证要点。

胃以和降为顺，饮食停滞胃脘，胃失和降，气机不畅，则胃脘胀满疼痛而拒按；食积于内，阻碍胃之受纳，故厌食；积食腐败，浊气上逆，则嗳腐吞酸，或呕吐酸腐食物；吐后胃气暂时舒通，故吐后胀痛得减；食滞下趋肠腑，阻滞气机，则肠鸣腹痛，泻下臭秽。胃中浊气上蒸，则舌苔厚腻；脉滑或沉实，为食积之象。

四、肝与胆病辨证

肝的病变主要表现在疏泄失常，肝不藏血，风气内动，经脉不利及多种目疾。肝病常见精神抑郁，急躁易怒，胸胁少腹胀痛，眩晕，肢体震颤，手足抽搐，以及目疾、月经不调等症状。胆的病变主要表现为胆汁排泄失常及情志异常。胆病常见症状有口苦、黄疸、惊悸、胆怯等。

肝的病证有虚实之分。虚证多见肝血、肝阴的不足；实证多由气郁火盛以及湿、热等邪气侵犯所致；而风阳内动上扰之证，则属本虚标实。胆的病证主要有胆郁痰扰及肝胆并见的肝胆湿热证。

（一）肝血虚（心肝血虚）

肝血虚是指肝血亏虚，机体失养所表现的证候。兼有心血虚表现则为心肝血虚。

【临床表现】

头晕目眩，面白无华，爪甲不荣，视物模糊或夜盲，或肢体麻木，筋脉拘挛，手足震颤，肌肉瞤动，妇女常见月经量少，色淡，甚则经闭，舌淡，脉细。兼见心悸健忘，失眠多梦，为心肝血虚。

【机理分析】

本证多由生血之源不足，或失血过多，或久病耗伤肝血所致。以筋脉、爪甲、两目、肌肤等失于濡养及血虚表现为辨证要点。心肝血虚则兼见心悸健忘，失眠多梦。

肝血不足，不能上荣头面，故头晕，面白无华；目失所养，故目眩，视物模糊或夜盲；筋爪失养，则爪甲不荣，肢体麻木，筋脉拘挛，手足震颤，肌肉瞤动；妇女肝血不足，血海空虚，故月经量少，色淡，甚则闭经；舌淡，脉细，为血虚之象。若心血亦亏，心失所养，心神不宁，故见心悸健忘，失眠多梦。

（二）肝阴虚（肝肾阴虚）

肝阴虚是指肝阴不足，虚热内扰所表现的证候。兼见肾阴虚表现为肝肾阴虚。

【临床表现】

头晕眼花，两目干涩，视力减退，面部烘热，胁肋灼痛，五心烦热，潮热盗汗，咽干口燥，或见手足蠕动，舌红少津，脉弦细数。兼见耳鸣健忘，腰膝酸软，遗精等症，则为肝肾阴虚。

【机理分析】

本证多因肝郁化火，火灼伤阴，或温热病后期耗伤肝阴，或肾阴不足，水不涵木而形成。以眩晕，目干涩，胁肋灼痛和阴虚内热表现共见为辨证要点。肝肾阴虚则兼见腰膝酸软，耳鸣遗精等。

肝阴不足，头目失养，故头晕眼花，两目干涩，视力减退；虚火上炎，故面部烘热；火灼肝络，故胁肋灼痛；阴虚不能制阳，虚热内蒸，故五心烦热，潮热盗汗；阴液不能上承，则口燥咽干；筋脉失养，则见手足蠕动；舌红少津，脉弦细数，为肝阴不足，虚热内炽之征。若肾之阴精不足，耳失充养则耳鸣；髓海不足则健忘；腰膝失于滋养则腰膝酸软；虚火扰动精室，精关不固，则见遗精。

（三）肝气郁结（肝胃不和、肝脾不和）

肝气郁结是指肝失疏泄，气机郁滞所表现的证候。兼见胃失和降表现，为肝胃不和；兼见脾失健运表现，为肝脾不和。

【临床表现】

情志抑郁，胸胁或少腹胀满窜痛，善太息，或见咽部异物感，或颈部瘿瘤，或见胁下痞块。妇女可见乳房胀痛，痛经，月经不调，甚则闭经。舌苔薄白，脉弦。肝胃不和则兼见胃脘胀痛，纳食减少，呃逆嗳气，嘈杂吞酸等症；肝脾不和则兼见纳呆腹胀，便溏不爽，或大便溏结不调，或腹痛欲泻，泻后痛减等症。此外，肝气郁结或肝气亢奋均可乘脾犯胃。故上述二证在情志方面即可表现为精神抑郁，亦可见烦躁易怒。

【机理分析】

本证多因情志不遂，或病邪侵扰，致使肝失疏泄，或乘脾犯胃所致。以情志抑郁，胸胁或少腹胀痛、窜痛，妇女月经失调等表现为辨证要点。肝气犯胃则并见胃脘胀痛，呃逆嗳气，嘈杂吞酸等。肝脾不和则兼见纳呆腹胀，便溏不爽等。

肝性喜条达而恶抑郁，肝失疏泄，气机郁滞，经脉不利，故胸胁或少腹胀满窜痛，乳房胀痛，情志抑郁，善太息；肝气挟痰循经上行，搏结于咽喉，可见咽部有异物感，吞之不下，吐之不出（梅核气）；痰气搏结于颈部，则为瘿瘤。若气滞及血，血行瘀滞，日久可形成痞块结于胁下；肝郁气滞，气血失和，冲任失调，故见痛经，月经不调，甚则闭经。苔白，脉弦，为肝气郁滞之象。若肝气横逆犯胃，肝胃气滞，则胃部胀痛，纳食减少；胃失和降而上逆，则呃逆嗳气；肝胃气火内郁则嘈杂吞酸。肝郁乘脾，脾失健运，故纳呆腹胀；气滞湿阻则便溏不爽，或大便溏结不调；腹中气滞则腹痛欲便，便后气滞得畅，故泻后疼痛缓解。

（四）肝火上炎（心肝火旺、肝火犯肺）

肝火上炎是指肝火炽盛上炎所表现的实热证候。兼见心火炽盛表现，为心肝火旺。兼见肺失肃降表现，为肝火犯肺。

【临床表现】

头晕胀痛，面红目赤，口苦口干，急躁易怒，不寐或恶梦纷纭，胁肋灼痛，或耳鸣如潮，或突发耳聋，或吐血、衄血，便秘，尿赤，舌红苔黄，脉弦数。心肝火旺则兼见心中烦热，口舌赤烂疼痛，甚则狂躁谵语。肝火犯肺则兼见咳嗽阵作，痰黄质粘，甚则咳血。

【机理分析】

本证多因情志不遂，肝郁化火，或火热之邪内侵，或他脏火热累及于肝所致。以肝经循行部位表现的实火炽盛症状为辨证要点。心肝火旺则兼见心中烦热，甚则狂躁谵语等症。肝火犯肺则兼见咳嗽痰黄等症。

火热之邪内扰肝胆，循经上攻头目，故头晕胀痛，面红目赤，口苦口干；肝郁化火，疏泄亢奋，故急躁易怒；火邪内扰，神魂不安，故不寐或恶梦纷纭；火邪内炽肝经，故胁肋灼热疼痛；胆经循行耳中，肝热移胆，胆热循经上攻，故见耳鸣如潮，或突发耳聋；热邪迫血妄行，则见吐血、衄血；火热灼津，故便秘尿赤。舌红苔黄，脉弦数，均为肝经实火内炽之象。若心火内炽，则心中烦热；心火上炎，则口舌赤烂疼痛，火热内扰心神，轻则失眠，重则狂躁谵语。肝火犯肺，肺失肃降，则咳嗽阵作；热邪熬津成痰，则痰黄质粘；火邪灼伤肺中血络，则咳血。

（五）肝阳上亢

肝阳上亢是指肝肾阴亏，肝阳亢扰于上所表现的上实下虚证候。

【临床表现】

眩晕耳鸣，头目胀痛，面红目赤，急躁易怒，失眠多梦，腰膝酸软，头重脚轻，舌红少津，脉弦或弦细数。

【机理分析】

本证多由肝肾阴虚，不能潜阳，或恼怒焦虑，气郁化火，内耗阴血，阴不制阳所致。以头目眩晕，头重脚轻，腰膝酸软为辨证要点。

肝阴不足，阴不制阳，肝阳升发太过，血随气逆，亢扰于上，故见眩晕耳鸣，头目胀痛，面红目赤；肝性失柔，故急躁易怒；亢阳上扰神志，心神不宁，故失眠多梦；腰为肾府，膝为筋府，肝肾阴亏，筋骨失养，故腰膝酸软无力；阴亏于下，阳亢于上，上实下虚，故头重脚轻。舌红，脉弦或弦细数，为肝肾阴亏，肝阳亢盛之征。

（六）肝胆湿热

肝胆湿热是指湿热蕴结肝胆，疏泄功能失职所表现的证候。

【临床表现】

胁肋灼热胀痛，厌食腹胀，口苦，泛恶，大便不调，小便短赤，或见身目发黄，黄色鲜明如橘，或寒热往来，或阴部瘙痒，或带下色黄臭秽，舌红苔黄腻，脉弦数或滑数。

【机理分析】

本证多因感受湿热之邪，或嗜酒肥甘，湿热内生，或脾胃失健，湿浊内生，郁而化热，湿热蕴结肝胆所致。以胁肋胀痛，厌食腹胀，身目发黄，阴部瘙痒及湿热内蕴征象为辨证要点。

湿热蕴结肝胆，疏泄失职，气机郁滞，故胁肋灼热胀痛；湿热郁阻，脾胃升降失司，故厌食腹胀，泛恶，大便不调；湿热下注，膀胱气化失司，故小便短赤；湿热郁蒸，胆气上逆，则口苦；胆汁不循常道而外溢，则身目发黄，黄色鲜明如橘；邪郁少阳胆经，枢机不利，正邪相争，故见寒热往来；肝经绕阴器，湿热循经下注，可见阴部瘙痒，或带下色黄臭秽。舌红苔黄腻，脉弦数或滑数，均为湿热内蕴之象。

（七）肝风内动

肝风内动是泛指患者出现眩晕欲仆、抽搐、震颤等具有“动摇”特点为主的一类证候。根据病因病性的不同，临床常见有血虚生风、阴虚生风、热极生风、肝阳化风等不同证候。

1. 血虚生风

血虚生风是指血液亏虚，筋脉失养所表现的动风证候。

【临床表现】

眩晕耳鸣，肢体麻木，手足震颤，肌肉瞤动，面色无华，爪甲不荣，舌质淡白，脉细。

【机理分析】

参见肝血虚。

2. 阴虚生风

阴虚生风是指阴液亏虚，筋脉失养所表现的证候。

【临床表现】

手足蠕动，眩晕耳鸣，潮热颧红，口燥咽干，形体消瘦，舌红少津，脉细数。

【机理分析】

参见肝阴虚。

3. 热极生风

热极生风是指邪热伤津耗液，筋脉失养所表现的动风证候。

【临床表现】

高热烦渴，躁扰如狂，手足抽搐，颈项强直，两目上视，甚则角弓反张，牙关紧闭，神志昏迷，舌质红绛，苔黄燥，脉弦数。

【机理分析】

本证多见于外感温热病中，因邪热亢盛，燔灼心肝二经所致。以高热兼见动风之象为辨证要点。

热邪亢盛，充斥内外，耗伤津液，故高热烦渴；热传心包，心神被扰，故躁扰如狂，甚则神志昏迷；热灼肝经，筋脉失养，挛急刚劲，故见手足抽搐，颈项强直，角弓反张，牙关紧闭，两目上视；舌红绛，苔黄燥，脉弦数，为肝经热盛之征。

4. 肝阳化风

肝阳化风是指肝阳升发，亢逆无制所导致的一类动风证候。

【临床表现】

眩晕欲仆，头痛头摇，肢体震颤，项强肢麻，步履不正，语言謇涩，舌红苔白或腻，脉弦有力。甚或突然昏倒，不省人事，口眼歪斜，半身不遂，舌强不语，喉中痰鸣。

【机理分析】

本证多由肝阳上亢发展而成。以平素即有头晕目眩等肝阳上亢表现，而又突然出现动风症状为辨证要点。

肝阳亢逆化风，风阳上扰，则眩晕欲仆，头摇；气血随风上逆，壅滞络脉，故头胀痛；肝风扰动，筋脉拘挛，故肢体震颤，项强肢麻；阴亏于下，阳亢于上，上实下虚，故行走飘浮，步履不正；肝经络舌本，风阳窜扰络脉，则语言謇涩。舌红为阴虚之象，苔白提示未化火，苔腻则为挟痰之征；脉弦有力为风阳扰动之象。若风阳暴升，气血逆乱，肝风挟痰蒙蔽清窍，则见突然昏倒，不省人事，喉中痰鸣；风痰窜扰经络，经气不利，则见口眼歪斜，半身不遂，舌强不语。

(八) 寒凝肝脉

寒凝肝脉是指寒邪凝滞肝的经脉所表现的证候。

【临床表现】

少腹牵引睾丸坠胀冷痛，或阴囊收缩引痛，受寒则甚，得热则缓，舌苔白滑，脉沉弦或迟。

【机理分析】

本证多因感受寒邪，以致肝经寒凝气滞而发病。以少腹牵引睾丸坠胀冷痛为辨证要点。

足厥阴肝经绕阴器抵少腹，寒邪侵袭肝经，致气血凝滞，经脉挛急收引，故见少腹牵引睾丸坠胀冷痛，甚或阴囊收缩引痛；寒则气血凝涩更甚，热则气血通利，故疼痛遇寒加剧，得热则减；阴气内盛，则苔见白滑；脉沉主里，弦主肝病，迟为阴寒，皆为寒凝肝脉之征象。

（九）胆郁痰扰

胆郁痰扰，是指胆气不调，痰热内扰所表现的证候。

【临床表现】

胆怯易惊，烦躁不宁，夜寐不安，胸胁闷胀，善太息，头晕目眩，口苦呕恶，舌红，苔黄腻，脉弦滑。

【机理分析】

本证多由情志不遂，气郁化火，灼津为痰，痰热互结，内传胆腑所致。以惊悸不宁，眩晕，苔黄腻为辨证要点。

胆为清净之府，主决断，痰热内扰，胆气不宁，故见胆怯易惊，烦躁不宁，夜寐不安；气郁痰阻，胆气不舒，故胸胁闷胀，善太息；痰热上扰，则头晕目眩；热蒸胆气上泛则口苦；胆热犯胃，胃气上逆则呕恶；舌红，苔黄腻，脉弦滑为痰热内盛之象。

五、肾与膀胱病辨证

肾的病变主要表现在生殖机能、生长发育、水液代谢、呼吸功能减退，及脑、髓、骨、发、齿、二便的异常。肾病的常见症状是：腰膝酸软或疼痛、耳鸣耳聋、齿摇发脱、阳痿遗精、女子经少、经闭不孕、水肿、二便异常等。膀胱的病变主要表现为排尿异常，临床常见尿频、尿急、尿痛、尿闭等症。

肾病多虚证，常见有肾的阴阳亏虚、肾精不足、肾气不固、肾不纳气等。膀胱的病证多因湿热内蕴所致。

（一）肾阳虚（肾虚水泛、心肾阳虚）

肾阳虚是指肾脏阳气虚衰所表现的证候。伴有尿少浮肿者又称为肾虚水泛。伴有心阳虚表现为心肾阳虚。

【临床表现】

腰膝酸软冷痛，面色㿠白或黧黑，形寒肢冷，尤以下肢为甚，神疲乏力，男子阳痿，精冷，女子宫寒不孕，小便频而清长，夜尿多，舌淡，苔白，脉沉弱，两尺尤甚。若伴见尿少浮肿，腰以下肿甚，按之没指，甚则腹部胀满，心悸气喘，则称为肾虚水泛。心肾阳虚，则伴见心悸怔忡，或朦胧欲睡，甚则唇甲青紫，舌质淡暗青紫，脉沉细微。

【机理分析】

本证多因素体阳虚，或年老命门火衰，或久病伤阳，或他脏阳虚病及于肾，或房劳过度等因素引起。以生殖机能减退，并伴见形寒肢冷，腰膝酸冷等虚寒之象为辨证要点。

腰为肾之府，肾阳虚衰，腰膝失于温养，故见腰膝酸软疼痛；阳虚气血温运无力，故面色㿠白，甚或黧黑；肾居下焦，温煦失职，故形寒肢冷，下肢尤甚；阳虚气衰，鼓动无力，则神疲乏力；肾阳不足，命门火衰，生殖机能减退，男子则见阳痿、早泄、精冷；女子则见宫寒不孕；肾阳不足，温化无力，则见小便频多，夜尿多；舌淡苔白，脉沉细无力，尺部尤甚，为肾阳不足之象。若肾阳虚不能化气利水，水液内停，泛溢肌肤，则尿少浮肿；肾居下焦，水性下趋，故腰以下肿甚，按之没指；阳虚水停，阻滞气机，则腹部胀满；水邪泛滥，上凌心肺，则心悸气喘。心肾阳虚，心失温养，鼓动乏力，则心悸怔忡；心神失养，则朦胧欲睡；若阳虚不能温运血液而血行瘀滞，则见唇甲青紫，舌质淡暗青紫；脉沉细微为心肾阳气衰微之象。

（二）肾阴虚（心肾不交）

肾阴虚是指肾阴亏虚，虚火内扰所表现的虚热证候。伴见心阳偏亢，为心肾不交。

【临床表现】

腰膝酸软而痛，头晕目眩，耳鸣，齿松发脱，男子遗精、早泄，女子经少或经闭，口咽干燥，五心烦热，潮热盗汗，或骨蒸发热，午后颧红，尿黄便干，舌红少津，脉细数。伴见心烦心悸，不寐多梦，称为心肾不交。

【机理分析】

本证多因虚劳久病，或温热病后，消灼肾阴，或房劳过度，阴精内损等所致。以腰膝酸软，眩晕耳鸣，男子遗精，女子月经不调伴虚热之象为辨证要点。

肾阴亏虚，脑髓、官窍、骨骼失养，则见腰膝酸痛、头晕目眩，耳鸣，齿松发脱；虚火扰动精室，则男子遗精，早泄；阴虚精血亏少，则女子经少经闭；阴虚津亏，则口燥咽干；肾阴亏耗，虚热内生，故见五心烦热，潮热盗汗，或骨蒸发热，颧红，舌红少津，脉细数等一派阴虚火热征象。若肾水不足，不能上济心火，致心阳偏亢，心神不宁，则心烦心悸，不寐多梦。

（三）肾精不足

肾精不足是指肾精亏损，表现以生长发育迟缓，生殖机能低下，早衰为主症的一类证候。

【临床表现】

小儿发育迟缓，身材矮小，智力低下，动作迟钝，囟门迟闭，骨骼痿软。性机能低下，男子精少不育，女子经闭不孕。成人早衰，耳鸣耳聋，健忘恍惚，两足痿软，发脱齿摇，精神呆钝。舌淡，脉细弱。

【机理分析】

本证多因先天禀赋不足，元气不充，或后天失养、久病不愈，房劳过度，耗伤肾精所致。辨证要点结合证候含义。

肾精不足，不能化生气血充肌长骨，故小儿发育迟缓，身材矮小，囟门迟闭，骨骼痿软，动作迟钝；脑失所养，则智力低下；肾精亏损则肾气不足，精气虚则性机能低下，男子精少不育，女子经闭不孕；肾精亏损，不能化血充髓，故成人早衰，症见耳鸣耳聋，健忘恍惚，两足痿软，发脱齿摇，精神呆钝；舌淡，脉细弱，为肾精不足之象。

（四）肾不纳气

肾不纳气是指肾气虚衰，气不归元所表现的证候。

【临床表现】

久病咳喘，呼多吸少，动则喘甚，语声低微，自汗乏力，腰膝酸软，舌淡苔白，脉沉弱。喘息严重者，可见冷汗淋漓，肢冷面青，脉浮大无根。

【机理分析】

本证多因久病咳喘，肺病及肾，或劳伤肾气所致。以久病咳喘，呼多吸少，动则喘甚为辨证要点。

肾气虚，摄纳无权，气不归元，故见呼多吸少，动则喘甚；肺气虚则宗气亦微，卫外不固，则语声低微，自汗乏力；肾虚则腰膝酸软；舌淡苔白，脉沉弱，为气虚之象。肾气虚极累及肾阳，肾阳衰微欲脱，故冷汗淋漓，肢冷面青；虚阳外浮，则脉大无根。

（五）肾气不固

肾气不固是指肾气亏虚，以致下元固摄失职所表现的证候。

【临床表现】

腰膝酸软，神疲耳鸣，小便频数而清，或夜尿频多，或尿后余沥不尽，或遗尿，或小便失禁，男子滑精早泄，女子带下清稀，或胎动易滑，舌淡苔白，脉沉弱。

【机理分析】

本证多因年高肾气亏虚，或年幼肾气未充，或久病、劳损伤肾，而致下元不固引起。以肾与膀胱不能固摄的表现为辨证要点。

腰膝酸软，神疲耳鸣，为肾气亏虚的表现；肾虚不固，膀胱失约，故小便频数清长，夜尿频多，尿后余沥不尽，遗尿，甚则小便失禁；肾气亏虚，精关不固，则见滑精早泄；肾虚而冲任亏损，下元不固，故见带下清稀，胎动易滑。

（六）膀胱湿热

膀胱湿热是指湿热蕴结膀胱所引起的以小便异常为主的证候。

【临床表现】

尿急而频，尿道灼痛，小便黄赤短少，或浑浊，或尿血，或有砂石，或伴发热腰痛，小腹胀痛，舌红，苔黄腻，脉滑数。

【机理分析】

本证多因外感湿热之邪，侵及膀胱，或饮食不节，湿热内生，下注膀胱所致。以尿频、尿急、尿痛为辨证要点。

湿热蕴结膀胱，下迫尿道，故尿急而频，尿道灼痛，小便黄赤或浑浊；热伤膀胱血络则尿血；湿热久恋，煎熬津液成石，故尿中可见砂石；湿热郁蒸则发热，波及肾府则腰痛；膀胱位于小腹，湿热阻滞，内扰膀胱，则见小腹胀痛；舌红，苔黄腻，脉滑数，为湿热内蕴之征。

第三节 六经辨证

六经辨证，是张仲景《伤寒论》论治伤寒的辨证纲领。

六经辨证，就是将外感病演变过程中所表现出来的各种证候，以阴阳为纲，分为三阴和三阳两大类，作为论治的基础。凡是抗病力强、病势亢奋的，为三阳病证；抗病力衰减，病势虚弱的，为三阴病证。

六经病证是脏腑经络病理变化的临床反映，而脏腑经络又是不可分割的整体，故某一经的病变，常可影响到另一经，从而出现相互传变，或为合病，或为并病等证候。一般地说，六经传变，阳证多从太阳开始，然后传入阳明或少阳，如正气不足，亦可传及三阴；阴证多从太阴开始，然后传入少阴、厥阴。这种由一经传变到另一经的过程，称为“传经”。但也有病邪不经三阳经传变而直接侵犯三阴经的则称为“直中”；若两经、三经证候同见者，称为合病；还有一经证候未罢而又见另一经证候者，称为并病。现将六经辨证列表简介（如表

5－1 所示）。

表 5－1　六经辨证简表

六经	证别及属性		症　　状	舌象	脉象
太阳病	经证（表证）	中风（表虚证）	恶风寒，发热，头项强痛，自汗出，有时见鼻鸣干呕	苔薄白	浮缓
		伤寒（表实证）	恶寒发热，头项强痛，周身或骨节疼痛，无汗而喘，呕逆	苔薄白	浮紧
阳明病	经证	热炽阳明	身大热，大汗出，大渴引饮，面赤心烦	苔黄燥	洪大
	腑证	热结肠道	日晡潮热，手足濈然汗出，腹满硬痛，拒按，大便秘结，甚者循衣摸床，谵语，微喘，直视	苔黄燥或焦黑燥烈	沉实或沉迟有力
少阳病	半表半里证		口苦，咽干，目眩，往来寒热，胸胁苦满，嘿嘿不欲食，心烦喜呕	苔白苔薄黄	弦
太阴病	脾胃虚寒证		腹满而吐，食不下，自利，时腹自痛，口不渴	舌淡苔白滑	缓弱
少阴病	寒化证	心肾阳虚	无热恶寒，但欲寐，四肢厥冷，上吐下利，渴喜热饮，或反不恶寒，发热，面赤，烦躁	舌淡苔白	微细或微欲绝
	热化证	阴虚阳亢	心烦不得卧，口燥咽干或咽痛	舌尖红赤	细数
厥阴病	蛔厥	上热下寒寒热错杂	消渴，气上冲心，心中疼热，饥而不欲食，食则吐蛔		

第四节　卫气营血及三焦辨证

一、卫气营血辨证

卫气营血辨证是清代叶天士所创立的一种论治外感温热病的辨证方法。卫、气、营、血，即卫分证、气分证、营分证、血分证四类不同证候类型，用以概括和阐明温病发生、发展过程中，由轻转重的四个阶段及其变化规律。一般来说，卫分证主表，病在肺与皮毛；气分证主里，病在胸膈、肺、胃、肠、胆等脏腑；营分证是邪热入于心营，病在心与心包络；血分证则热已深入肝肾，动血、生风。

卫气营血传变的一般规律，是由卫分开始，渐次内传入气，然后入营入血。有卫分不经气分而直接传入营血，称为“逆传心包”。也有起病即出现气分、营分或血分证候；或虽出现卫分证候，迅即转入气分、营分或血分；或病虽已入气分，而卫分之邪仍未消除；或热势弥漫不仅气分有热，而且营分、血分也受热灼，酿成“气营两燔”或“气血两燔”。临床应根据具体表现，准确辨证。现将卫气营血辨证列表简介（如表 5－2 所示）。

表 5—2 卫气营血辨证简表

<table>
<tr><th>证 别</th><th>病因病机</th><th colspan="2">症 状</th><th>舌 象</th><th>脉 象</th></tr>
<tr><td>卫分证</td><td>温热袭表
肺卫失宣</td><td colspan="2">发热，微恶风寒，头痛，口微渴，咳嗽，咽喉肿痛</td><td>舌边尖红
苔薄白</td><td>浮数</td></tr>
<tr><td rowspan="5">气分证</td><td>热壅于肺
肺失清肃</td><td rowspan="5">发热不恶寒反恶热，心烦，口渴，尿赤</td><td>咳喘，胸痛，痰黄稠</td><td>舌红苔黄</td><td>数</td></tr>
<tr><td>热扰胸膈
郁而不达</td><td>心烦懊侬，坐卧不安</td><td>舌红苔黄</td><td>数</td></tr>
<tr><td>热盛阳明
胃热伤阴</td><td>汗多，烦渴引饮</td><td>苔黄燥</td><td>洪大而数</td></tr>
<tr><td>热郁于胆
胆热内灼</td><td>口苦咽干，胁肋不舒或灼痛，或头痛</td><td>舌红苔黄</td><td>弦数</td></tr>
<tr><td>热迫大肠
腑气不通</td><td>大便干结，胸痞腹满，或热结旁流，甚或谵语</td><td>苔黄燥或焦黑起刺</td><td>沉实</td></tr>
<tr><td>营分证</td><td>热灼营阴
心神被扰</td><td colspan="2">身热夜甚，口不甚渴，心烦不寐，甚或神昏谵语，斑疹隐现</td><td>舌质红绛</td><td>细数</td></tr>
<tr><td rowspan="2">血分证</td><td>血分实热
动血生风</td><td colspan="2">营分见证，更见狂躁谵妄，斑疹紫黑，各种出血，或抽搐，颈项强直，角弓反张，窜视、牙关紧闭</td><td>舌深绛或紫</td><td>细数或弦数</td></tr>
<tr><td>血分虚热
阴虚生风</td><td colspan="2">低热，暮热朝凉，五心烦热，口干咽燥，神倦，耳聋，干瘦，或见手足蠕动，瘛疭</td><td>舌上少津</td><td>虚数</td></tr>
</table>

二、三焦辨证

三焦辨证，是清代吴鞠通依据《内经》关于三焦所属部位的概念，将外感温热病的证候归纳为上、中、下三焦病证，用以阐明三焦所属脏腑在温热病过程中的病理变化、证候表现及其传变规律，并指导治疗的一种辨证方法。

上焦病证是温热病的初期阶段，包括肺和心包的病变；中焦病证是中期阶段，主要包括脾胃和肠的病变；下焦病证是后期阶段，主要包括肝肾的病变，多为肝肾阴虚之候，属温病的末期阶段。其传变规律一般多始于上焦，次传中焦，终于下焦，此为顺传；若病邪由肺卫传入心包者，称为逆传。亦有上焦病证未罢又见中焦病证的；有的又可自上焦径传下焦；亦有中焦病证未除而又出现下焦病证者；亦有起病即见下焦病证者；更有两焦病证错综互见和病邪弥漫三焦者。总之，三焦的传变不是固定不变的，临床对三焦病势的判断，应根据具体情况全面分析。现将三焦辨证列表简介（如表 5—3 所示）。

表 5—3 三焦辨证简表

证 别	证 型	症 状	舌 象	脉 象
上焦证	温邪犯肺	发热，微恶风寒，咳嗽，口渴，挟湿则午后身热，头重如裹，肢体困重，面黄，胸闷不饥	苔薄白或微腻	浮数或濡细
	逆传心包	神昏谵语，或昏愦不语，舌謇，肢厥	舌红绛	数
中焦证	阳明燥热	身热，便秘，口干，唇裂，饮不解渴	舌苔焦燥	沉实或沉涩
	太阴湿热	身热不扬，有汗不解，头身重痛，胸闷不饥，或胸腹有白痦，小便不利，大便不爽或溏泻	苔黄腻	濡数
下焦证	肾阴欲竭	身热面赤，手足心热甚于手足痛，口干，或神倦耳聋	舌绛无苔少津	细数或虚大
	肝虚风动	手足蠕动，甚或瘛疭，心中憺憺大动，神倦甚或欲脱	舌绛苔少	弦细数或虚

第六章　养生与防治原则

中医学在长期的医疗实践中，逐步形成了一套完整的养生与防治的基本原则，这些基本原则是中医学理论体系的重要组成部分，对于防治疾病，提高人民健康水平都具有普遍的指导意义。

第一节　养生原则

养生，又称为摄生，保生等，即保养生命之意。生长壮老已，是人体生命过程的必然规律，不可抗拒。但是，在中医理论指导下，通过各种方法调摄保养，可以增强体质，使机体的生命活动过程处于阴阳协调，体用和谐，身心健康的最佳状态，从而达到延缓人体衰老、延年益寿的目的。此就中医养生的基本原则概述如下。

一、适应自然

人生活在自然界中，和自然环境是一个整体。所以，人必须遵循自然界的变化规律，才能进行正常的生命活动。只要掌握自然规律，主动地采取各种养生措施适应其变化，就能避邪防病，保健延衰。《内经》提出“春夏养阳，秋冬养阴”的“顺时养生”原则，就是适应自然养生原则的具体运用。

适应自然养生，主要有两方面，一是顺应四时阴阳寒暑的变化；二是顺应四时生长收藏的规律。如春季阳气升发，风气当令，气候寒热多变，要适当增加活动，以助升发之阳，避免风邪侵袭；夏季阳气盛长，暑热湿气当令，要防止伤暑、伤湿和纳凉过度，以免阳气发泄太过或直接损伤阳气；秋季阳气收敛，燥气当令，要防止燥邪伤阴；冬季阳气潜藏，寒气当令，要适当减少户外活动，按时作息，养生以敛阳护阴，养藏为本等。

二、调摄精神

精神状态与人体生理、病理有密切关系。心情舒畅，精神愉快，心境安定，有利于气机的调畅和气血的和调，是人体健康长寿的重要因素之一。保持愉快的心境，一是要尽量避免不良的精神刺激，特别是暴喜暴怒，过度悲伤及长期忧思抑郁。人生在世，不可能事事如意。若遭遇挫折或忧恚烦恼之事，要善于移情，根据自己的素质、爱好、环境与条件，参加一些情趣高雅、动静相宜的活动，如欣赏音乐、戏剧，读书，交友，览胜等，常可自我解脱，防止不良刺激给身体带来损害。二是注意精神修养，提高心理素质。要培养乐观、开朗、豁达的性格，正确对待生活、工作及客观环境。保持高尚情操，克制不正当的欲念。如果过分地贪求种种声名物欲，所愿不遂而恚嗔连连，均会导致损正折寿。在现实生活中，同样的精神刺激在有的人身上会引起疾病，而在另一些人身上不会引起疾病，说明精神刺激的应变能力是有差异的，应变能力决定于气质性格、精神修养。因此，注重精神修养对于维护健康具有重要作用。总之，良好的精神状态会使心静神安，脏腑气血和调，自然有益于延年益寿。

三、饮食有节

饮食是人体摄取食物，使之化生水谷精微、气血津精，以维持生命活动的最基本条件。有节制和有规律的饮食，能化生精气滋养人体，促进身体健康。反之，就会导致疾病发生和加速衰老过程，故《内经》把“饮食有节”作为益寿延年的重要条件之一。

饮食有节在此应作广义理解，除饮食适量和有规律外，还包括平衡膳食和注意饮食宜忌等内容。首先要根据个体特点，养成良好的饮食习惯，提倡定时定量，防止饥饱失常，古人认为“食能以时，身必无灾”(《吕氏春秋》)。若饮食无节制，饥饱无常，势必损伤脾胃，使机体失养，正气日衰，或继发他病。还要克服饮食偏嗜，注意膳食平衡。饮食要尽可能的全面、合理，因机体对于营养物质的需求是多方面的，丰富多样的饮食物可以促进机体的生长发育，推迟衰老的发生。此外，要注意饮食宜忌，一是要注意饮食卫生，忌食变质和被污染的食物。二是要注意饮食与人体健康之间的关系，如体质偏热者，进食宜凉而忌温；体质偏寒者，进食宜温而忌凉；平体之人，宜进食平衡而忌偏等。

四、锻炼形体

形体的锻炼，不仅能增强体质，提高抗病能力，还能调节人的精神情志活动，促进人的身心健康。所以，运动养生是养生活动中的一项重要内容。

对于形体的锻炼，一般要求运动量要适度，做到“形劳而不倦”。并且要求循序渐进，持之以恒，方能收到好的效果。我国的传统健身方法很多，如五禽戏、太极拳、易筋经、气功及武术、体操等，种类不同，各具特色。有的以动为主，通过运动健身，达到百脉通畅，气血调和，身体健壮，臻于长寿。有的以静为主，强调自我身心锻炼，从而发挥其保健抗衰防老的作用。由于人的体质、爱好不同，在实施形体锻炼时，可根据具体情况选择合适的方法。亦可不拘于具体方式，或跑或跳，运动肢体，以达到锻炼身体的目的。

第二节 预防原则

预防，是指采取一定的措施，防止疾病的发生和发展。中医学历来重视预防，早在《内经》中就提出了“治未病”的预防思想，强调防重于治。预防，包括未病先防和既病防变两个方面的内容。

一、未病先防

未病先防，就是疾病未发生之前，做好各项预防工作，避免致病因素的侵害，防止疾病的发生。

疾病的发生，关系到正邪两个方面，邪气是发病的重要条件，正气不足是疾病发生的内在根据。因此，未病先防必须从两个方面着手，一是增强体质，提高机体抗邪能力，二是注意防止病邪的侵害。因增强体质的基本内容已在养生原则一节中概括论述，此仅介绍避邪防病和药物预防。

（一）避邪防病

增强体质，使正气充沛，抗邪有力，是预防疾病发生的重要环节。但正气的抗邪能力是有一定的限度的，特别是一些传染性的病邪，有时常在发病过程中起着主导作用。因此，要注意躲避邪气。早在《内经》中，就有“虚邪贼风，避之有时”及“避其毒气”的告诫。如时行感冒流行时，要尽量减少在公共场所活动，以免感邪发病；痄腮流行期间，应避免小儿与患儿接触，以防染病；应避免与肺痨传染期患者、肝热病（急性病毒性肝炎）等传染病患者在生活上密切接触，或接触时注意防护，以防病邪侵袭，等等，都是防止疾病发生的重要措施。此外，在日常生活中，要注意留心外来的损伤，如物理、化学及各种虫兽伤对人体的侵害等，皆属于避邪防病的范畴。

（二）药物预防

药物预防，是针对某些疾病，提前用药物预防，早在两千多年前，我国人民就有焚香、佩带香囊、药物沐浴及服药等方法预防多种传染病，在《内经》中有服用小金丹预防疫疠的记载，明代用人痘接种法预防天花。后世医家用中药预防更为普遍，如用苍术、雄黄、艾叶等燃熏，以驱避疫毒等。近年来，用中药贯众、板蓝根、大青叶预防时行感冒和痄腮；用茵陈、栀子、虎杖、板蓝根等预防肝炎；用大蒜、马齿苋预防痢疾等，都是简便易行，行之有效的方法。

二、既病防变

未病先防，是最理想的措施，但如果疾病已经发生，则应早期诊断，早期治疗，并根据不同疾病的发展变化规律，采取相应的治疗措施，以防止疾病的发展与传变，这种体现在治病过程中的防微杜渐思想，是中医预防的又一特点。

（一）早期诊治

疾病初期，病情轻浅，正气未衰，较易治疗，倘若延误，病邪就会由表入里，病情由轻而重，以致病情危笃，难以治疗。因此，既病之后，就要争取及早诊治，防止疾病由浅入深，由轻到重，由局部到整体，这是防治的重要原则。

（二）控制传变

所谓传变，是指脏腑组织病变的传移变化，又称传化。在疾病过程中，只有掌握疾病发生发展规律及其传变途径，及时而适当地采取防治措施，才能制止疾病的传变。《金匮要略》说：“见肝之病，知肝传脾，当先实脾。”临床根据这一传变与防治规律，常在治肝病的同时，配合健脾胃的方法，就是既病防变原则的具体应用之一。

第三节 治疗原则

治疗原则简称治则，是治疗疾病时所必须遵守的总的法则。它是在整体观念和辨证论治理论指导下制定的，对临床治疗立法、处方用药，具有普遍指导意义。

治则与治法，二者是辩证统一的关系。治则是用以指导治疗的总则，而治法则是从属于一定治疗原则的具体治疗方法，如扶正祛邪是治则，在这个治则指导下，临床可根据不同的病证，采用益气、助阳或养阴、补血，或发汗等具体治疗方法。

一、治病求本

治病求本，是指在治疗疾病时，必须寻求出疾病的本质，并针对其本质进行治疗。临床运用治病求本这一治则时，必须正确掌握治标与治本，正治与反治两个方面。

（一）治标与治本

标和本是相对的概念，用来说明病变过程中矛盾的主次关系。总的说来，本是疾病的主要矛盾，标是疾病的次要矛盾。标本有多种含义，并且随疾病发展变化的具体情况而定。如以邪正关系言，则正气为本，邪气为标；就病因与症状言，则病因为本，症状为标；以先后病言，则先病为本，后病为标；就表里病位言，则脏腑病为本，肌表经络病为标等等。

临床上在复杂多变的病证中，常有标本主次不同，治疗上也就有先后缓急之分。

1. 急则治标

当标病危急，若不及时救治就会危及生命，或影响本病的治疗，则先治其标。如大出血的病人，就采取紧急措施，先止血，待血止后再治发病之本。

2. 缓则治本

标病不急，治疗时采取治本的原则。因为病本不去则标病不除，故无论急慢性疾患，凡标症不急者，都应治本。

3. 标本同治

在标本俱急或标本均不太急的情况下，采取标本同治原则。如病人里热亢盛，大便燥结，口干舌燥，舌绛苔黄焦等，邪热内结为本，阴液劫伤为标，标本俱急，可用滋阴泻热之法，标本兼顾。

（二）正治与反治

1. 正治

所谓正治，是指逆其证候性质而治，即采用与证候性质相反的方药进行治疗。故又称逆治。适用于疾病本质和征象表现一致的病证，是临床上最常用的治则。具体应用如下：

（1）寒者热之　是指寒性病变出现寒象，用温热药治疗。如表寒证运用辛温解表的方药，里寒证运用辛热温里的方药等。

（2）热者寒之　是指热性病变出现热象，用寒凉药治疗。如表热证运用辛凉解表的方药，里热证采用苦寒攻里的方药等。

（3）虚则补之　是指虚性病变出现虚象，用补益药治疗。如阳气虚衰用扶阳益气的方药，阴血不足用滋阴养血的方药等。

（4）实则泻之 是指实性病变出现实象，用攻邪泻实的方药治疗。如瘀血病证采用活血化瘀的方药，里实热证采用泻下攻里的方药等。

2. 反治

所谓反治，是顺从疾病的假象而治的一种治则。即采用的方药性质与疾病证候中假象的性质相同，故又称从治。适用于疾病的本质与征象表现不完全一致的病证。主要有以下几种：

（1）寒因寒用 是指用寒凉性质的药物治疗具有假寒征象的病证，又称为以寒治寒。适用于里热极盛，阳盛格阴，反见寒象的真热假寒证。由于疾病的本质是热盛，故用寒凉药治其真热，而假寒也就随之消失。

（2）热因热用 是指用温热性质的药物治疗具有假热征象的病证，又称为以热治热。适用于阴寒内盛，格阳于外，反见热象的真寒假热证。由于疾病的本质是寒盛，故用温热药物治其真寒，而假热也就随之消失。

（3）塞因塞用 是指用补益的药物治疗具有闭塞不通症状的虚证，又称为以补开塞。适用于因虚而闭塞不通的真虚假实证。如脾虚病人出现脘腹胀满，当采用健脾益气的方法治疗。因其本质为虚，应用补益治疗，假实之象自然消除。

（4）通因通用 是指用具有通利作用的药物治疗具有通泻症状的实证，又称为以通治通。如食滞内停所致的腹泻，采用消食导滞攻下的方药治疗；瘀血崩漏采用活血化瘀的方药治疗等，都是针对邪盛致实的本质而治的。

二、扶正祛邪

疾病的过程，就是正气与邪气相互斗争的过程。治疗的根本目的，就是改变正邪双方力量的对比，扶助正气，祛除邪气，使疾病向痊愈方面转化。

（一）扶正与祛邪的概念

1. 扶正

扶正即扶助正气。就是使用扶助正气的药物或其他疗法，增强体质，提高机体的抗邪能力，以达到战胜疾病，恢复健康的目的。

2. 祛邪

祛邪即祛除邪气。就是使用祛除邪气的药物或其他疗法，祛除病邪，以达到邪去正复的目的。

3. 扶正和祛邪的关系

扶正与祛邪是相辅相成的两个方面。扶正能增强正气，祛邪外出；祛邪能消除病邪，有利于正气恢复。即所谓“正复邪自去，邪去正自安”。

（二）扶正祛邪的临床运用

在运用扶正祛邪的原则时，要根据正邪双方消长盛衰的情况，分清主次，决定扶正或祛邪，以及扶正祛邪的先后。

1. 扶正

适用于正气虚为主而邪不盛的病证，正复则邪自去。如阴虚、阳虚证，应采取滋阴、助阳的方法治疗。

2. 祛邪

适用于邪实为主而正虚不显的病证。如表邪盛者，宜发汗解表，表邪祛除则正气自复。

3. 先扶正后祛邪

适用于正虚邪实而机体不能耐受攻伐的情况。若兼祛邪则更伤正气，必须先扶正，使正气适当恢复，能承受攻伐时再祛邪。如某些虫积病人，因正气太虚，可先用补法扶正，待正气得到一定恢复，然后再驱虫消积。

4. 先祛邪后扶正

适用于邪盛正虚，正气尚耐攻伐，若兼扶正反会助邪的病证。如瘀血所致的崩漏，虽伴气血亏虚，但瘀血不去则出血不止，故应先活血化瘀，然后再调理气血。

5. 扶正祛邪并用

适用于正虚邪实的虚实夹杂证，即攻补兼施。具体应用，应分清主次。正虚为主，则以扶正为主，佐以祛邪；邪实为主，则以祛邪为主，佐以扶正。

三、调整阴阳

由于疾病的发生，从根本上说都是阴阳的相对平衡遭到破坏，出现偏盛偏衰的结果。所以调整阴阳，补偏救弊，使其恢复正常，也是临床治疗的根本治则之一。

（一）损其有余

由阴阳偏盛所引起的实寒证、实热证，当据“实则泻之”的原则损其有余。采用“热者寒之”的方法清泻阳热；用“寒者热之”的方法温散阴寒。

（二）补其不足

由阴阳偏衰所引起的虚热证、虚寒证，根据“虚则补之”的原则补其不足。阴虚则热的虚热证，采用“阳病治阴”的方法，滋阴以制阳亢；阳虚则寒的虚寒证，采用“阴病治阳”的方法，补阳以制阴。

另外，阴阳互损引起的阴阳两虚证，则应阴阳双补。根据阴阳互根的理论，治疗阳虚时，在助阳剂中适当佐以滋阴药；在治疗阴虚时，在滋阴剂中适当佐以补阳药，即所谓“阴中求阳，阳中求阴”。

四、因时、因地、因人制宜

疾病的发生发展与转归，受多种因素的影响，如气候、地理环境、个体差异等。因此，治疗疾病时，应把这些因素考虑进去，从而制订出适宜的治法与方药。

（一）因时制宜

根据不同季节的气候特点，考虑治疗用药的原则，称为“因时制宜”。

四季气候变化，对人体生理均产生不同的影响。春夏季节，气候由温渐热，阳气偏盛，人体腠理开泄，即使外感风寒，也不宜过用辛温发散药物，以免开泄太过，耗伤气阴；秋冬季节，气候由凉变寒，阴盛阳衰，人体腠理致密，阳气内敛，若非大热之证，宜慎用寒凉药物，以防伤阳。

（二）因地制宜

根据不同地区的地理环境特点，来考虑治疗用药的原则，称为“因地制宜”。

不同地区有不同的地理环境，人的生理活动和疾病特点也不尽相同。所以，治疗用药应根据不同的地理环境和生活习惯有所变化。如西北地区地势高，天气寒冷，其病多寒，治宜辛温；东南地区，地势低而温热，其病多湿热，治宜苦寒。即使病证相同，不同地区用药也有所不同，如治疗外感风寒，同为辛温解表，西北地区用量较重，东南地区用量较轻。

（三）因人制宜

根据病人年龄、性别、体质等不同特点，来考虑治疗用药的原则，称为“因人制宜”。

老年人脏腑功能衰退，患病多虚，或虚实错杂，用药宜平和，攻伐之品应中病即止，慎用峻烈药物，以防耗其元气。小儿生机旺盛，气血未充，脏腑娇嫩，易寒易热，易虚易实，病情变化迅速，故用药忌投峻攻、大补，药量宜轻。青壮年生机旺盛，体质强壮，患病多热证实证，若用攻伐之品，剂量可稍重；妇女有经、带、胎、产的不同情况，用药要审慎。如妊娠期及月经期，慎用峻下、破血、滑利、走窜或有毒的药物等。此外，人的体质差异，用药也应注意。如阳旺之体慎用温热之品；阴盛之体慎用寒凉之品等。

总之，因时、因地、因人制宜的治疗原则，体现了中医治疗疾病的整体观念和辨证论治特点，在临床上要很好地灵活掌握。